JN232410

臨床家のための
対人関係療法入門ガイド

水島広子

創元社

IPTを始めるにあたって

　ある人がうつ病になると、周囲の最初の反応は一般に温かいものである。落ち込んでいる人を見ると、助けてあげようとするのが普通だからである。そして、早く元気になるようにと、優しくしてあげたり、負担を軽減してあげたりする。ところがそのような「日常生活の精神療法」は往々にして十分な効果を示さず、患者は罪悪感と無力感のスパイラルに陥っていく。すると、周囲の反応は、温かさから怒りへと転じることが多い。「本人が治ろうとしていないのではないか」「やる気の問題ではないか」「要はわがままなのではないか」「そもそも性格的に問題があるのではないか」という具合に、である。

　この時点で、本人のうつ病はその人だけの問題ではなくなっている。周囲から「怒り」という反応を引き出しているからである。そして、「周囲の怒りを感じる」というストレスは、もちろん、本人のうつ病にネガティブな影響を与える。本人の症状がさらに悪くなると、それがさらに対人関係に悪影響を与える、という具合に、悪循環が成立する。このような対人関係上のやりとりを考えると、うつ病の治療において本人だけを見ていくのではなく、身近な他者とのやりとりに注目していく、ということの意義を理解していただけると思う。

　IPT(Interpersonal Psychotherapy)とは、患者の治療にあたって、病を単独で見ていくのではなく、こうした病に悪影響を及ぼしている対人関係をも視野にいれていこうとする治療法である。

　今までワークショップや講演を行ってきた経験からは、IPTがエビデンス・ベイストな（根拠に基づく）治療法であるから関心をもったというタイプの人と、「対人関係」という焦点に魅力を感じたというタイプの人がいるようである。もちろん、私を含め、その両者に魅力を感じているタイプも多い。

　後者の「対人関係」という焦点は、現代日本においては重要なキーワードであろう。しかし、今までの私の経験から言えることは、後者「のみ」に関心を抱くことが、IPTからの逸脱につながりかねない、ということである。前者だ

けでは血の通った治療にならない危険性もあるが、後者のみでもIPTにはならない。そこで、本書を始めるにあたって、あえて前者を強調しながらIPTに取り組む上での心構えをまとめてみたい。

> 1　IPTは、患者のパーソナリティを矯正するものではなく、病気を治すものである。つまり、薬物療法と同様に、病気の治療法である。

　IPTが「治療法」であるということは、IPTの中心的な特徴の1つである「医学モデル」と直結するものである。IPTが「医学モデル」をとることには重要な意味がある。「医学モデル」というのは、つまり、患者は病気にかかっているのであって、それは治療可能であるということを強調するものである。「医学モデル」の意味について、詳しくは後述するが、IPTには「病気を治す」という明らかな目標がある。再発が前提となる病気であっても、「現在のエピソードを治し、将来の再発をできる限り予防する」という目標をもって行われる。

　私のところに紹介されてくる患者さんの中には、「あなたは対人関係に問題があるから、対人関係療法を受けて性格を直してもらいなさい」と前の治療者から言われてくる人もいる。残念ながら、IPTはそのような性質のものではない。パーソナリティは対人関係に影響を与えるものとして認識されるが、治療焦点とはならない。また、IPT治療者は、I軸障害（気分障害、不安障害、摂食障害などの臨床疾患）がある間には、II軸障害（パーソナリティ障害）の診断をできるだけ控えるようにする。なぜかというと、I軸障害は「パーソナリティ障害に見えるもの」を作り出すことが知られているからである。I軸の障害が治ると、「パーソナリティ障害に見えたもの」がなくなったり、問題にならないほど軽減していたりすることは少なくない。

　IPTがパーソナリティを全く変えないかというと、もちろんそういうこともない。IPTは多くのソーシャルスキルを与えるので、結果として、患者の言動のパターンも変わる。それを「パーソナリティの好転」と呼んでもよいかもしれない。しかし、それはあくまでも「病気の治療法」としてのIPTを行ったときに付随的に生じることであり、そもそもの目的ではないことは銘記しておく必要がある。

> 2　IPTは対人関係を解釈するものではなく、患者に現実的なスキルを与えるものである。

　同様のことであるが、IPTにとって、「対人関係」はあくまでも治療の手段であり、それに終始するものではない。したがって、対人関係を読み解くことは目的ではなく、そこから現実的なスキルを生み出すための材料に過ぎない。現実的なスキルとは、症状の改善や再発予防につながるスキルである。対人関係の特徴を見いだすことができても、そこから実用的なスキルを考え出すことができなければ、IPTとは言えない。IPTは実用性重視の治療法であり、評論するためのものではない。

> 3　IPTは、限定された期間、焦点化された治療目標の中であっても、患者の自主性を最大限に尊重する治療法である。つまり、適切な教育と方向づけさえすれば、患者は自分で治る力をもっていると考えるものである。IPTは、患者の対人関係問題を特定の方向に導くものではなく、適切な環境を提供することによって、患者自らに方向性を見つけてもらうものである。

　IPT治療者は、自分が「正解」を知っている、と考えるべきではない。IPT治療者が知っているべきことは、適切な環境を提供すれば患者は自ら「正解」を見つけることができる、ということと、その「適切な環境」の作り方である。夫婦間の不和などを扱っていると、「この夫婦は別れるべきだ」という気持ちが治療者に起こってくることもある。しかし、その方向に導くことはIPT治療者の仕事ではない。IPT治療者は道徳の教師ではない。お互いの期待を明らかにし、患者が自由に考えたりコミュニケーションしたりすることを妨げている要因を取り除いていくことによって、患者は自らの結論に達する。
　これは、理想論ではなく、現実的に必要なことである。限定された期間で治療を終えるということは、終結時に患者がそれなりの自信と安心をもっていることを必要とする。単に治療者の指示に従ったために症状が改善したと思っている患者は、治療者のもとを離れることを「不可能」だと感じるだろう。これ

から先に起こることのすべてを予測することなどできるわけがなく、それらの解決のためにいちいち治療者に「おうかがい」を立てるような患者を育てるべきではない。治療者は、患者が自分で考えられるようになるために必要な知識とトレーニングを提供したに過ぎず、実際に物事を変えたのは患者の実力なのだ、というふうに枠組みをすることによって、患者は予測できない未来に向かって自らの力で歩めるようになる。

　したがって、治療者は対人関係の「正しい結果」を教えるのではなく、正しい結果にたどりつくための「方法」を教えるのだ、というふうに考える。

本書の位置づけ

　IPTについてのオーソドックスなマニュアルとしては、『対人関係療法総合ガイド』（邦訳：岩崎学術出版社）と『臨床家のための対人関係療法クイックガイド』（邦訳：創元社）がある。本書は、マニュアルでカバーされていない「隙間」を埋めることを意図して作られた本である。「マニュアルを読んで骨格は理解したが、では実際にこういうときにどうすればいいのか」という質問を、ワークショップでたくさん受けてきた。また、スーパービジョンを行ってみると、入門者が陥りがちなパターンも明らかになってきた。ここまでに述べてきた基本姿勢の問題もそこに含まれる。それらの経験をもとに、本書は書かれている。同時に、IPTに触れるのは本書が初めてだという人のために、マニュアルがもつべき性質もできるだけカバーするよう心がけた。

本書の構成

Part 1　IPTとは

概　観

全体像

基本にある考え方
「症状と対人関係問題の関係」を理解する

▼

対人関係問題に対処する方法を見つけることで、症状に対処することを目指す

特　徴
- 期間限定である。
- 焦点化されている。
- 現在の対人関係に取り組む。
- 精神内界ではなく対人関係に焦点を当てる。
- 認知ではなく対人関係に焦点を当てる。
- パーソナリティは認識するが治療焦点とはしない。
- 技法ではなく戦略が重要。

目　標
- 抑うつ症状を減じる。
- 対人関係機能・社会的機能を改善する。

▼

適　用
- 気分障害への適用
- 気分障害以外への適用
- さまざまな対象に対する適用
- IPTが特に向いている対象

新たな形
- グループ
- 電話
- 患者ガイド

マニュアル
- 日本語で読めるIPTマニュアル

代表的な研究
- 急性うつ病の治療データ
- 反復性うつ病の治療データ
- 摂食障害の治療データ

治療者の役割
- 患者の代弁者としての温かい立場
- 対人関係問題領域への焦点の維持

本書の構成　009

Part 2　IPTの治療プロセス

初　期	中　期	終結期
治療の基礎を作る 3～4セッション	問題領域に取り組む 9～10セッション	地固めと将来への備え 2～3セッション

初期
- 病歴を聴取し診断する。
- 患者に「病者の役割」を与える。
- 投薬の必要性を評価する。
- 対人関係質問項目を聴取する。
- うつ病に関連したライフ・イベントを見つける。
- 主要な問題領域を決定する。
- 4つの問題領域：
  - 「悲哀」
  - 「対人関係上の役割をめぐる不和」
  - 「役割の変化」
  - 「対人関係の欠如」
- うつ病と問題領域を関連づける（対人関係フォーミュレーション）。
- 治療契約を結ぶ。

中期
- 4つの問題領域のうち、決められた問題領域に取り組む。
  - 悲哀（「患者にとって重要な人の死」）
  - 対人関係上の役割をめぐる不和（「不一致」）
  - 役割の変化（「生活上の変化」）
  - 対人関係の欠如（「孤独、社会的孤立」）
- 感情をモニターする。
- 面接室の外で患者が行うことを練習する。
- 対人関係スキルを向上させるために特定の技法を用いる。

終結期
- 治療を振り返る。
- 抑うつ症状の変化、対人関係の変化を確認
- 再燃・再発に向けての注意を話し合う。
- 追加治療の必要性を検討する。

Part 3　IPTの技法と今後の課題

IPTで用いる技法

- 非指示的探索（支持的承認、話し合われている話題の拡張、受容的沈黙）
- 題材の直接的引き出し
- 感情の励まし
- 明確化
- コミュニケーション分析
- 決定分析
- ロールプレイ
- 治療関係の利用
- 補助的技法（契約設定、管理上の詳細）

その他の工夫
- 感情を話すことが苦手な人の扱い
- 感情をモニターする。
- 焦点を維持する。
- 症状評価尺度の利用
- 対人関係の重要性にメリハリをつける。
- 治療者の失敗はきちんと説明する。
- 「重要な他者」の治療参加について注意すべき点

トレーニングを進める上での注意点
- 症例のスーパービジョン
- Q&A

対人関係療法入門ガイド　目次

IPTを始めるにあたって　3
本書の位置づけ　7
本書の構成チャート　8

Part 1　IPTとは　15

第1章　IPTとはどういうものか　17

1．IPTの概観　18
2．IPTの特徴　20
　① 期間限定　21
　② 焦点化　21
　③ 現在の対人関係に取り組む　22
　④ 精神内界ではなく対人関係が焦点　22
　⑤ 認知ではなく対人関係が焦点　23
　⑥ パーソナリティは認識するが治療焦点とはしない　25
　⑦ 技法ではなく戦略が重要　26
3．IPTの目標　30
　① 対人関係の出来事とうつ病の関連を理解する　30
　② それらの対人関係の出来事に対処するスキルを改善する　30
4．IPTの適用——対象とエビデンス　31
　① 気分障害へのIPTの適用　32
　② 気分障害以外へのIPTの適用　33
　③ さまざまな対象に対するIPTの適用　33
　④ 異なる文化の人たちへのIPTの適用　34
　⑤ IPTが特に向いている対象　35
5．IPTの新たな形　37
　① グループIPT（Interpersonal Psychotherapy for Group：IPT-G）　37
　② 電話セッション　37
　③ 患者ガイド　37

6．IPTマニュアル　38
7．IPTの効果を検証した代表的な研究　38
　　❶ 急性うつ病の治療データ　39
　　❷ 反復性うつ病の治療データ　39
　　❸ 摂食障害の治療データ　40

第2章　IPTにおける治療者の役割　43

　　❶ 患者の代弁者としての温かい立場　44
　　❷ 治療者と患者は「共同研究者」　44
　　❸ 希望的・楽観的　45
　　❹ 対人関係問題領域に焦点を当てる上では積極的　46
　　❺ 治療者に対する患者の気持ちが治療の妨げになる場合のみ治療関係を扱う　47
　　❻ 治療者が最も率直なコミュニケーターになる　48

Part 2　IPTの治療プロセス　51

第3章　初　期　53

初期の課題　54
1．初期のセッションの全体的な進め方　55
　　❶ 病歴を聴取し、診断する　55
　　❷ 患者に「病者の役割」を与える　55
　　❸ 投薬の必要性を評価する　57
　　❹ 対人関係質問項目を聴取する　57
　　❺ うつ病に関連したライフ・イベントを見つける　60
　　❻ 主要な問題領域を決定する　61
　　❼ うつ病と問題領域の関連づけをする（対人関係フォーミュレーション）　63
　　❽ 対人関係フォーミュレーションに基づき、問題領域と治療目標に対する患者の合意を得て、治療契約を結ぶ　64
　　❾ 治療目標について患者の合意が得られない場合　65
　　❿ 治療関係についての課題　70
初期のまとめ　72

第4章　中　期 ……73

中期の課題　74
1．中期セッションの全体的な進め方　75
　❶「前回お会いしてからいかがですか」で始める　75
　❷ 気分を出来事に、出来事を気分に関連づける　75
　❸ 大きな感情を伴った出来事について話し合う　77
　❹ 患者の成功をサポートする　77
　❺ うまくいかなかったことの理解を助ける　78
　❻ 問題領域に結びつける　78
　❼ ロールプレイ　79
　❽ セッションのまとめ　79
　❾ 家での作業　79
2．対人関係の4つの問題領域　80
　❶ 悲哀（Grief）　81
　❷ 対人関係上の役割をめぐる不和（Interpersonal Role Disputes）　91
　❸ 役割の変化（Role Transitions）　113
　❹ 対人関係の欠如（Interpersonal Deficits）　126
3．IPTの成功例のパターン　137
　　中期のまとめ　138

第5章　終結期 ……139

終結期の課題　140
　❶ 症状と対人関係問題領域における変化を振り返る　141
　❷ 気分を改善し対人関係問題を解決するのに役立つ、患者が得たスキルを具体的に振り返る　142
　❸ 終結についての患者の気持ちを探る　142
　❹ 終結は悲哀の時となる可能性を認める　142
　❺ 近い将来に問題が起こりそうな領域と、患者が再発を予防するために用いることのできそうなスキルについて話し合う　143
　❻ うつ病再発の兆候を話し合い、それについて具体的に何をするかを話し合う　144
　❼ 無反応例・部分反応例に対処し、継続治療・維持治療の必要性について話し合う　145
　　終結期のまとめ　146

Part 3　IPTの技法と今後の課題　147

第6章　技　法 ———— 149

1．非指示的探索　150
   1. 支持的承認　150
   2. 話し合われている話題の拡張　150
   3. 受容的沈黙　151
2．題材の直接的引き出し　152
3．感情の励まし　153
   1. 変えられない、変えるべきでない物事についての苦しい感情の受け入れを促進する　153
   2. 望ましい対人関係の変化を起こすために感情を利用する　154
   3. 成長と変化につながる感情を育てる　155
4．明確化　156
5．コミュニケーション分析　158
6．決定分析　159
7．ロールプレイ　160
8．治療関係の利用　160
9．補助的技法（契約設定、管理上の詳細）　163
10．その他の工夫　164
   1. 感情を話すことが苦手な人の扱い　164
   2. 話し合われている話題と治療関係についての感情をモニターする　165
   3. 焦点を維持する　166
   4. 症状評価尺度の利用　167
   5. 対人関係の重要性にメリハリをつける　167
   6. 治療者のちょっとした失敗はちゃんと説明する　169
   7. 「重要な他者」の治療参加について注意すべき点　170

第7章　トレーニングを進めていく上での注意点 ———— 173

文　献　186
索　引　188
あとがき　193

Part 1
IPTとは

Part 1　IPTとは

概　観

全体像

基本にある考え方
「症状と対人関係問題の関係」を理解する

▼

対人関係問題に対処する方法を見つけることで、症状に対処することを目指す

特　徴
- 期間限定である。
- 焦点化されている。
- 現在の対人関係に取り組む。
- 精神内界ではなく対人関係に焦点を当てる。
- 認知ではなく対人関係に焦点を当てる。
- パーソナリティは認識するが治療焦点とはしない。
- 技法ではなく戦略が重要。

目　標
- 抑うつ症状を減じる。
- 対人関係機能・社会的機能を改善する。

▼

適　用
- 気分障害への適用
- 気分障害以外への適用
- さまざまな対象に対する適用
- IPTが特に向いている対象

新たな形
- グループ
- 電話
- 患者ガイド

マニュアル
- 日本語で読める IPTマニュアル

代表的な研究
- 急性うつ病の治療データ
- 反復性うつ病の治療データ
- 摂食障害の治療データ

治療者の役割
- 患者の代弁者としての温かい立場
- 対人関係問題領域への焦点の維持

第1章
IPTとはどういうものか

1．IPTの概観

　IPTは期間限定治療である。もともとは短期治療としてスタートしており、たとえばうつ病に対するIPTは12～16セッションで行われることが多い。現在では、反復性うつ病に対する維持治療など、長期に及ぶIPTも開発されている。その場合であっても、「1年間」「2年間」と期間を限定してやっていくので、あくまでも期間限定治療である。期間限定の意味づけについては、本書を読んでいただくことによってご理解いただけると思うが、大ざっぱに言えば、治療への集中度を増し、治療関係の性質を明確にすることによって治療効率を高めると言える。

　IPTは、クラーマン（Klerman, G.L.）やワイスマン（Weissman, M.M.）らによって1960年代末から開発され、1984年のマニュアルで公に定義づけられた。当初は、非精神病性・非双極性で自殺念慮の強くない成人うつ病外来患者のために開発され、その後、他の障害や他の対象向けに修正され検証されてきた。このような歴史は、認知行動療法（CBT: Cognitive Behavior Therapy）とあまり変わらないものである。しかし、早くから一般臨床に普及した認知行動療法とは異なり、IPTは1990年代になるまでは臨床研究の中にとどまった治療法であり、効果を示すデータは豊富にある一方で、一般への普及は遅れた。一般臨床家への普及が始まったのは1992年のクラーマンの死後である。これは、IPTの創始者たちの姿勢によるところが大きい。創始者であるクラーマンやワイスマンは、創始者のグループによる治療が効果を示すのは、その熱意や「オーラ」から、当然のことだと思っていた。他の場所の治療者たちをトレーニングして効果が検証されて初めて、「この治療法は効く」と言えるのだと信じていた。したがって、科学的に価値の高い研究を行うために、ハードルの高いトレーニングを設け、効果検証を優先させてきた。現在では、米国精神医学会（APA）などの治療ガイドラインにおいて、うつ病に対する有効な治療法として位置づけられており、認知行動療法と共にエビデンス・ベイストな（根拠に基づく）精神療法の双璧をなす存在として認識されている。また、一般臨床への普及に向けて、グループスーパービジョンなど、よりハードルの低いトレーニング法が模索されているところである。IPTの歴史について、詳細は『対人関係療法マスターブック――効果的な治療法の本質』をご覧いただきたい。

以上のIPTの歴史的特徴は、臨床的普及という点から見ればハンディであるが、効果データが豊富にあるということは臨床的な自信にもつながる。自分が行っている治療法には確かな裏付けがあるということである。これは治療の導入においても効果を発揮する（67ページ参照）。

9ページに、IPTの全体的な進め方を示した。これは急性の大うつ病エピソードを念頭に置いたモデルである。なお、後述するが、IPTは戦略が何よりも重要な治療法であるので、このような理想的な治療ができる環境にない治療者（たとえば、慌ただしい保険診療を行っている精神科医）であっても、IPTのエッセンスを治療に取り入れることは十分可能である（184ページを参照のこと）。

Q 治療のセッション数はどのようにして決めるのか？

A
治療のセッション数をどう決めるか、ということについては、現時点では具体的な答えはない。「今までのうつ病に対する研究は、12回から16回で行われてきており、効果が示されている」と答えるしかない。治療頻度については維持治療に関する研究が最近ようやく行われた（39ページ参照）が、急性期の治療の回数についての研究は、いかなる精神療法についてもまだ行われていない。今後の研究が待たれるところである。私自身はよほど本人が短い治療を希望しない限り、うつ病と神経性大食性に関しては16回で契約をする。そして、「16回以上にすることはないけれども、治療の必要がなくなれば、もっと少ない回数にすることはいつでも自由」と伝えるようにしている。実際に、16回で契約したが、早くに症状が寛解したため、14回程度で治療を終わらせたという例もある。全体が何セッションであろうと終結期には最低2セッションをあてることが必要とされているため、早期に終結する場合でも、終結期として2セッションは確保する。

IPTの治療効果を最大限に発揮するために重要なのは、最初からセッションの回数を明確にすることである。限られた回数で効果を上げようとすれば、治療者も患者も治療に集中する（21ページ参照）。何回かという具体的な回数自体よりも、それを明確にすること（つまり、期間限定であると明らかにすること）の方がより重要であると言える。

IPTの基本にある考え方

　対人関係療法は、「対人関係が原因で病気が起こる」と考える治療法ではない。精神科的障害は、遺伝、パーソナリティ、早期の人生体験、ときの社会状況、直面している個人的ストレスなど、さまざまな要因の結果として起こってくるものであり、IPTもそのような常識的な「多元モデル」を採用している。病気の原因については何の仮説も立てていない。

　一方で、うつ病の発症のきっかけを見ると、そこにはほとんど必ず「対人関係上の状況」があるものである。いじめや離婚など明らかな対人関係上の問題があることもあれば、「過労」など、一見対人関係とは無関係に見えるものもある。しかし、その人がなぜ過労に陥るほど仕事を抱え込んだのか、断ることはできなかったのか、などと考えていくと、これも1つの対人関係上の状況と見ることができる。

　発症だけでなく、その後の経過も、現在進行中の対人関係に大きな影響を受ける。現在の対人関係で大きなトラブルを抱えていたり、大きなストレスを感じていたりするのであれば、症状もそれに応じて悪くなるものである。多少の時間差はあれ、現在進行中の対人関係は症状に影響を与える（これは、アトピー性皮膚炎などの心身症でも言えることである）。一方では、冒頭に述べたように、病気も対人関係に影響を与える。症状そのもの、病気によるコミュニケーションの変化、社会的機能障害などが、身近な対人関係に与える影響は大きい。このように、症状と対人関係は双方向で影響を与え合っていくものである。

　IPTでめざすことは、この「症状と対人関係問題の関連」を理解し、対人関係問題に対処する方法を見つけることによって症状に対処できるようになることである。次項で述べるように、多くの効果データから、IPTの手法によりさまざまな障害を治療することができることが明らかになっている。

2．IPTの特徴

　治療法としてのIPTの特徴は、以下の通り大きく7つに分けられる。

1 期間限定

　IPTは期間限定である。これは、短期治療の場合でも、維持治療の場合でも、そうである。もちろん、治療上の必要がある場合には治療を継続して行ってかまわないのであるが、その場合も、「期間限定の治療を再契約する」という形にする。期間限定治療の利点には以下のものがある。(1)目標を明確にして取り組むことができる（その回数でその目標が達成できるという目安にもなる）。(2)期限を意識することで、治療の集中度が高まる。(3)決められた期間の中で計画的に治療を進めることによって、治療で得たものを振り返り本人のスキルとして定着させていくことができる。(4)終結があるということが常に明確にされるため、依存や退行を防ぎ、治療が複雑になることが避けられる。

　IPTはとても温かい治療法なので、常に「治療」という姿勢を維持しないと、患者が治療関係を友情の代替にしてしまうというリスクをはらんでいる。「いずれは終結する関係」を前提にすることが、この依存問題を大きく軽減することになる。「依存や退行を防ぐ」というのは、治療の便宜上のことだけでなく、本人が本来もっている力を認識させるというIPTの基本的な考えに一致するものである。安心できる治療関係は、自分自身の力に気づき変化を可能にするための環境として機能する。

2 焦点化

　IPTは高度に焦点化された治療法である。後に詳しく述べる4つの問題領域のうち1つか2つを選んで治療していく。月1回の維持治療の研究（40ページ参照）からは、IPTの焦点をいかに維持できるかによって、治療効果が大きく左右されることが示されている。「焦点化」という概念を最も簡単に言えば、焦点としないものについて治療者から話題にしたり詳しく尋ねたりしないということである。治療者が何を口にするかということが治療焦点を決める、という意識は常に持っておく必要がある。

3 現在の対人関係に取り組む

IPTは現在進行中の対人関係と症状の関連を扱っていく治療法である。過去の人間関係は、初期に聴取して認識はするが、治療の焦点とはしない。過去の対人関係の影響で、現在の対人関係に何が起こっているのか、ということに注目していく。

4 精神内界ではなく対人関係が焦点

精神分析のトレーニングなどを受けてきた治療者は、患者の対人関係パターンの中に何らかの防衛機制などを発見することもあるだろう。何であれ、知識は豊富であるに越したことはないし、精神力動的な知識は患者の言動を理解する助けになるだろう。しかし、それを話題にしてしまうと、治療上の焦点が変わってしまい、IPTではなくなってしまう。IPTのポイントは、治療者がそれをどう解釈したか、ということではなく、実際に患者と相手との間で何が起こっているか、ということである。相手は何と言ったのか、患者はそれについてどう感じたのか、その結果患者はどう行動したのか、それが相手にどう伝わったのか、ということに焦点を当てていく。

この違いは、たとえば次の例1と例2のように比較することができる。

例1

患　者：前回、主人と先生の前で、姑にひどいことを言われたという話をしてから、とても苦しいのです。これから主人がいるときには姑の話はしなくてもいいですか。

治療者：その気持ちをもう少しご説明いただけますか。

患　者：主人に申し訳ないのです。私が病気になって家のことができないだけでも申し訳ないのに、さらに自分の母親の悪口を言われるなんて、主人にとってあまりにも辛すぎると思います。

治療者：ご主人にとって辛いとおっしゃっていますが、本当はその話をして辛いのは、あなたご自身なのではないでしょうか。

患　者：……そうかもしれません。私は本当にだめな嫁なんです……主人に迷惑をかけてばかりで……。

例2

患　者：前回、主人と先生の前で、姑にひどいことを言われたという話をしてから、とても苦しいのです。これから主人がいるときには姑の話はしなくてもいいですか。

治療者：その気持ちをもう少しご説明いただけますか。

患　者：主人に申し訳ないのです。私が病気になって家のことができないだけでも申し訳ないのに、さらに自分の母親の悪口を言われるなんて、主人にとってあまりにも辛すぎると思います。

治療者：なるほど、よくわかりました。家のことができないのは病気のためであって○○さんのせいではないのですが、こんな時期にはそう感じますよね。辛いですよね。お姑さんの方ですが、ここで話し合っていきたいのは、お姑さんの悪口ではなく、ご主人に何を理解していただければ○○さんがもっと楽になるか、ということなのです。○○さんは決して悪口を言っているようには見えませんが、伝えたいことがまだきちんと整理されていませんし、今はうつがひどいですから、悪口を言っているというふうにご自分で感じてしまうのでしょうね。しばらくは、お一人の面接を続けて、ご主人に何を理解していただきたいのかを明確にしていきましょう。その上で、私たち2人が、これはご主人に伝えようということで意見が合ったら、それを○○さんから伝えていくのです。もちろん、伝えるお手伝いはします。いかがでしょうか。

患　者：ぜひお願いします。

治療者：参考までにうかがっておきたいのですが、前回の面接のときに、何かご主人が辛そうだなあ、と感じたことがありましたか。

患　者：いいえ。主人はそういうふうに見せない人なのです。

　後者では、うつ病についての心理教育と共に、IPTに典型的な信頼関係の構築が進んでいる。前者のような対応をすると、症状が重い患者は直面化が辛すぎると感じ、治療から脱落することもある。

5 認知ではなく対人関係が焦点

　ここでIPTと認知行動療法の治療焦点の違いを振り返っておきたい。

認知行動療法でも、対人関係が話題になることはもちろんある。また、IPTは、結果としては対人認知を修正するものと考えることもできる。実際に、私は治療の終結期に「治療で何が良くなったと思うか」を書いてきてもらうが、そこに書かれることは「完璧にやらなくてもよいと考えられるようになった」「自分は自分だと思えるようになった」など、認知に関連するものも多い。摂食障害の治療でも、ボディ・イメージなどは一切治療焦点にしないのに、評価尺度で「体型への不満」のスコアが減じるなど、認知面への効果は大きい。つまり、IPTも認知行動療法も、どちらも結局は同じようなところに働きかけていると考えることもできる。しかし、何に焦点を当てるか、というアプローチは大きく異なる。

　IPTでは認知には焦点を当てない。IPTは、患者の気持ちや感情に注目し、それを引き起こした対人関係上のやりとりそのものに焦点を当てる。「どのような認知がそのような感情を引き起こしたか」というふうに考えるのではなく、「誰が何を言ったからそのような感情が起こったのか」ということを直接見ていくのである。

　もちろん、特にうつ病患者と話していると、非適応的な認知は随所で表現される。たとえば、対人関係上の出来事を話しているときにも、「どうせ私が言ったって、誰も聞いてくれないんです」というようなことを言う患者は多い。そのときに、そこに現れている非適応的な認知に焦点を当てることはせず、むしろ非適応的な認知はうつ病の症状の1つとしてとらえる。次の例を見ていただきたい。

IPT治療者の言い方の例

患　者：私が何を言ったって、どうせ誰も聞いてくれないんです。
治療者：うつ病のときには、そんなふうに感じるものですよね。病気が治るまではその傾向が続くわけですから、それをご主人に理解していただくと、会話もスムーズに進むようになるかもしれませんね。一度、うつ病とはこういう病気なのだということを、ご主人にきちんと説明しておいた方がよさそうですね。

IPT治療者の言い方の例

患　者：母は、私がもっと前向きに考えられるようになれば楽になるはずだ、と言うんです。私もそう思うんですけど……。
治療者：それは病気の症状ですから、病気が治るまでは変わりませんよね。

そこのところをきちんとお母さんにお話ししておいた方がよさそうですね。

これは、うつ病についての心理教育にもなるし、対人関係上の「役割期待のずれ」（91ページ）を解消する効果もある。目標は非適応的な認知を変えることではなく、あくまでも対人関係のパターンを変えることに置く。

6 パーソナリティは認識するが治療焦点とはしない

「対人関係」というと、すぐに「パーソナリティの問題」として片づける人は多い。しかし、IPTでは、パーソナリティを変えることを治療焦点とはしない。短期治療でパーソナリティの変化を期待することは不可能だという理由もあるが、それよりも、あくまでも「医学モデル」を採用するためであり（患者は「病気」であって、それを「治療」するのだということ）、また、うつ病などⅠ軸障害（臨床的な疾患）がある場合には「パーソナリティ障害（Ⅱ軸障害）に見えるもの」が生じることが多いためである。Ⅰ軸障害が寛解すると、「パーソナリティ障害」に見えていたものが消失したり、はるかに軽減したりすることはよく経験されている。

パーソナリティについては、それ自体ではなく、その結果対人関係に何が起こっているか、という現実にあくまでも焦点を当てる。非常に防衛的な人の場合、本当に言いたいことと、実際に表現されていることが大きく異なることが多いだろう。そのようなときには、それを「防衛」として焦点化するのではなく、「そういう言い方をした場合、相手はどのように受け取っていると思いますか」「あなたが伝えたいのは、本当にそういうことなのでしょうか」というふうに、あくまでも対人関係上のやりとりとしてとらえていく。

なお、境界性パーソナリティ障害に対してもIPTは適用されている。まだ大規模な臨床研究は行われていないが、症例レベルでは効果が報告されているし、私自身も臨床において大いに活用している。この場合、パーソナリティを変えることが治療焦点になっているではないか、と思われる方もいるだろう。実際には、そうではない。あくまでも「境界性パーソナリティ障害」という「病気」を治療しているのである。どういう病気かというと、DSM-Ⅳ（米国精神医学会「DSM-Ⅳ-TR精神疾患の診断・統計マニュアル」[3]）で規定されるような症状をもつ病気であり、治療のターゲットとなるのはそれらの症状である。

７ 技法ではなく戦略が重要

　IPTの特徴は、特定の技法にあるのではなく、その戦略にある。したがって、定型的なIPTを行うことができない環境（たとえば通常の慌ただしい保険診療）に置かれている治療者でも、IPTのエッセンスを生かしていくことができる。
　IPTの戦略は、大きく言うと２つあり、「医学モデルを適用すること」と「４つの問題領域のいずれかに焦点を当てること」である。また、期間限定というスタイルを利用して、患者の自信を徐々に高めていくということも戦略に含まれるだろう。

医学モデル

　IPTが「医学モデル」をとることには重要な意味がある。「医学モデル」というのはどういうことかと言うと、患者は病気にかかっているのであって、それは治療可能であると強調するということである。
　これは、うつ病治療の臨床に携わっている人間であれば、避けては通れない道である。「自分は怠けているだけ」と主張する患者に対して、「あなたはうつ病なのですから、休むことが必要です」と説得した経験のない臨床家はいないだろう。これはまさに、患者に「病者の役割」を与えているということであり、医学モデルを適用している、ということになる。
　病者の役割というのは、パーソンズ（Parsons, T., 1951）が定義づけたものであり、病気は単なる状態ではなく、社会的役割でもあるという考え方に基づく。つまり患者は「病人」としての役割を果たしている、ということである。
　その役割は以下のように定義される。

- 通常の社会的義務が免除される。
- ある種の責任が免除される。
- 病気の人は、できるだけ早く抜け出すべき状態にあり、「助けを必要としている」と認識する。
- 改善を助けてくれる人に協力するなど、患者としての義務がある。

　「患者が病者の役割を引き受けること」イコール「回復のプロセスの始まり」ということになる。

Q 「病者の役割」を与えることが、患者の依存性を増すのではないか？

A 何らかの疾病利得を得ている患者（病気であることで何らかの得をしていることに意識的・無意識的に気づいている患者）は、一見「病者の役割」を手放そうとしないように見える。そういう患者を見ていると、むしろ病人扱いしない方が効果的であるように思われるかもしれない。

しかし、実際には、患者は本来の問題を直接解決することができないために「病気であり続ける」必要があるのだろう。積極的に「病者の役割」を与えることによって、そのような患者を回復への軌道に乗せることができる。

たとえば、次の例である。

症例

男性公務員のAは、うつ病のために休職した後に職場復帰したが、上司がいろいろと配慮をしても次々と環境改善の要求を繰り返した。上司はほとほと手を焼き、「これは病気ではなく性格の問題なのではないか」と考えるようになった。病気扱いすることがAを「つけあがらせている」ように思ったのである。上司はAの机を、本当に「窓際」に移そうと考えていた。

実際にAによく話を聞いてみると、職場で自分が腫れ物扱いされていることが辛いのだと言った。うつ病で休職した人間など、今後出世コースに戻れるわけもないし、閑職を与えられ続けるのだろうと思っていた。それで、「自分は特別な待遇を与えられる権利がある」と主張し続けることで自分を守っていたのである。

Aに対しては、「病者の役割」を改めて確認すると共に、それが永遠に続くわけではないということを説明した。もちろん、うつ病を患ったということは、再発の可能性をはらんでいる。職場復帰を無理なく果たした後は、「再発の可能性をもつ健康人」としての役割を担っていくことになる。その役割を十分に自覚した上で、周囲に何を期待すべきか、ということをよく考えていった。それは、無理な要求を繰り返すことではなく、まずは残業などをせずにできる範囲の仕事をこなしていくこと、そして将来的には、このままでは再発につながるのではないかというストレスを感じたときに上司に相談できるルートを確保すること、再発の兆候を感じたときにすぐに相談できる医師を確保しておくこと、などであった。

このことを上司に話し、上司が「それはもちろん大切なことだ」と認め

ると、Aはより職場に溶け込んでいる感じがし、残遺症状も改善し、周囲からもはるかに好意的な目で見られるようになった。もちろん、上司はAの机を窓際には移動させなかった。

> **症　例**
>
> 　主婦のBは、身体症状を主訴とするうつ病であった。彼女は、身体症状を訴えている限り、夫の注目を得ることができた。Bが病気になる前は、夫は家庭を顧みない「仕事人間」であった。治療者にとって、「Bは、病気を手放してしまうと夫の関心を失うと怖れているのだろう」ということはかなり明らかであった。
> 　それでも、Bに「病者の役割」を与え、うつ病として「夫婦間の役割不和」という問題領域に焦点を当てた治療を進めることによって、Bは身体症状を利用せずに夫の注目を得続けることができるようになった。

　何らかの疾病利得がある患者は、症状を手放すことが怖いわけであるから、病人扱いをやめることは彼らを脅かすことになる。IPTは安心感の中で進めていく必要のある治療であり、「病気であっても大丈夫だけれども、病気が治っても大丈夫」ということを知らせていくのがその１つのポイントだと思う。それは説得によって達成できることではなく、IPTの治療プロセスの中で、患者が自分の対人関係スキルに自信をつけていくことによってのみ可能になることである。

対人関係の４つの問題領域

　IPTに最も特徴的な戦略は、対人関係上の４つの問題領域である。このうち１つか２つを選んで治療を進める、という点が、IPTの最大の戦略性である。
　問題領域には、以下の４つがある。

- 悲哀──患者にとって重要な人の死
- 対人関係上の役割をめぐる不和──不一致
- 役割の変化──生活上の変化（ネガティブなものもポジティブなものも含む）
- 対人関係の欠如──孤独、社会的孤立

　IPTは、その効果のエビデンスも豊富にあると同時に、その成り立ちも大き

くエビデンスに基づいている。4つの問題領域は、一見するとちぐはぐなものである。相互に排他的でもなければ、網羅的なものでもない。1人の人が複数の問題領域をもっているケースも容易に考えられる。この4つの問題領域がどのようにして作られたか、という経緯もきわめてIPTらしい。人がうつ病になる前の状況に注目することによって、問題領域は作られた。たとえば、複雑化した死別反応の中でうつ病が起こるということはよく知られている。これが「悲哀」という問題領域につながる。また、夫婦間の不和の中でうつ病が起こることもよく知られている。これが、「対人関係上の役割をめぐる不和」につながる。適応障害というカテゴリーからも容易にわかるように、役割の変化をもたらす生活上の変化の中でうつ病が起こることもよく知られていることである。これが「役割の変化」につながる。さらに、ソーシャルサポートの重要性は誰もが認識するところであるが、人をうつ病から守る効果もある。それが欠如する人はうつ病になりやすいというのが「対人関係の欠如」である。なお、「対人関係の欠如」は、以前は比較的積極的に採用されていたが、現在のIPTでは、うつ病を対象とする場合、他の3つの問題領域がどれも見つからないときにのみ治療焦点として選ばれる「除外診断」的な位置づけになっている。その理由は、IPTが、あくまでも「現在進行中の対人関係上のやりとり」と「症状」との関係に焦点を当てていくからである。対人関係の欠如としてフォーミュレーションしてしまうと、その定義から言っても、「現在進行中の対人関係上のやりとり」がない、ということになり、まるでツルツルの木に登るようなものである。そうした場合の工夫は後述（128ページ）するが、最も難易度の高い問題領域であり、多少こじつけ的であっても他の3つのどれかが該当するのであれば、それを選ぶべきである。

　講演などで、IPTについて詳しく説明する前に症例を示して問題領域を選んでもらうと、「対人関係の欠如」を挙げる治療者は意外と多いものである。確かに、何らかの病的な問題に陥っている人は円満なソーシャルサポートをもっていないことが多いので、それを選びたくなる気持ちもわからなくはない。しかし、IPTの問題領域は、**その人を解釈するために作られたものではなく、治療の中で変化させることができる領域を定めるために用いられる**ものである。「対人関係の欠如」と思われる人でも、「役割の変化」として治療することによって、結果として対人関係も多少は豊かなものにすることができる、などというのは、よく経験されることである。

3．IPTの目標

　IPTの目標は、抑うつ症状を減じることと対人関係機能・社会的機能を改善することである。

　精神療法の中には、後者の目的ばかりに目が行ってしまい、症状にはあまり焦点を当てないものもある。だが、患者は症状に困って治療を求めるのである。そのような患者から聞かれる不満の中には、「自分は会社で今うまく働けないことに困っていて治療を受けに行ったのに、小さな頃の家族関係ばかり聞かれて閉口した」というようなものがある。IPTでも、もちろん、治療焦点を決めるために幼少期の人間関係なども聞く。だが、何の意図をもってそれを聞くのかということを明らかにするだけでなく、治療の初期から症状そのものについても常に話題にしていく。診断を確定して、何が「病気の症状」であって治すことを期待できるものなのかをはっきりと伝えたり、病者の役割を与えたりすることもその一部である。また、IPTでは、「うつ病を治すための治療法」というスタンスを常にしっかりともつため、患者はすべての作業が症状の改善のために行われているという安心感をもつことができる。

　IPTでは、患者が以下のことをできるように助ける。

1 対人関係の出来事とうつ病の関連を理解する

　うつ病のきっかけとなった対人関係問題や、現在も症状に影響を与えている対人関係問題を理解する。

2 それらの対人関係の出来事に対処するスキルを改善する

　対人関係問題に対処できるようになることによって、それと連動している症状も改善する、ということが治療の骨格である。それが「気休め」程度の効果ではなく、抗うつ薬と同程度にうつ病を治療することは、大規模研究の結果から知ることができる（39ページ）。

4．IPTの適用──対象とエビデンス

　表1～3に、さまざまな障害や対象に対するIPTの適用と、効果のエビデンスがあるものについては星（＊）の数でその強さを示す。

> ＊＊＊＊（4つ星）　少なくとも2つの無作為化比較対照試験（RCT）において、IPTが対照群に比べて優位であることが示されている。これは一般に、治療ガイドラインに含められるレベルにあることを意味する。
> ＊＊＊（3つ星）　少なくとも1つのRCTにおいて効果の優位性が示されている、あるいは、効果が確立した治療と同等であることが示されている。
> ＊＊（2つ星）　1つ以上のオープン研究あるいは少数例（12例未満）のパイロット研究において有望な所見が得られている。

　米国における現在の臨床研究は、製薬会社からの資金提供が主流となっており、精神療法についての大規模な臨床試験は以前よりも行いにくくなっているようである。したがって、複数の小規模研究から何かを見いだしていくという姿勢も必要になってくるだろう。

1 気分障害へのIPTの適用

表1

気分障害へのIPTの適用
■反復性うつ病　＊＊＊＊
■気分変調性障害（薬物と併用）　＊＊
■双極性障害　IPSRT（付加治療として）　＊＊＊
■プライマリケア・身体疾患患者のうつ病　IPT　＊＊＊＊　IPC　＊＊＊
■HIV陽性患者のうつ病　＊＊＊
■産前・産後うつ病　＊＊＊　流産後のうつ病　＊＊

注1：IPSRTというのは、interpersonal and social rhythm therapy（対人関係・社会リズム療法）のことであるが、IPTを行動療法の一種である社会リズム療法と組み合わせたユニークな治療法である[4]。双極性障害においては、もちろん薬物療法が不可欠であるが、IPSRTを併用することによって、次のエピソードを有意に遅らせるというエビデンス[5]がある。

注2：IPCは、interpersonal counseling（対人関係カウンセリング）[6]のことである。これは、軽度のうつを対象にして、メンタルヘルスの専門家でない人たち（たとえば一般身体科の看護師）が行うことを前提としたカウンセリングである。最高6回の面接で、1回のセッションは、初回を除けば20分程度である。

注3：産前・産後うつ病にIPTが効果的であることには重要な意味がある。産前・産後のうつ病のテーマがIPTに合致するということもあるが、それ以上に、この期間は基本的に服薬ができないためである。

2 気分障害以外へのIPTの適用

表2

気分障害以外へのIPTの適用

- 神経性大食症　＊＊＊＊
  むちゃ食い障害（グループIPT）　＊＊＊
- 不安障害（社会不安障害、PTSD、パニック障害）　＊＊
- 身体醜形障害、身体化障害、心筋梗塞後のうつ病、身体障害者のうつ病、原発性睡眠障害、境界性パーソナリティ障害

3 さまざまな対象に対するIPTの適用

表3

さまざまな対象に対するIPTの適用

- 思春期うつ病　＊＊＊
- 高齢期うつ病　＊＊＊＊
- 認知障害を伴う高齢期うつ病（維持治療）　＊＊
- 夫婦　＊＊

注1：認知障害を伴う高齢うつ病患者に対しては、介護者にも治療に参加してもらう形の修正版[7]が開発されている。認知障害をもつ患者は一般に精神療法の効果が出にくいと思われているが、実際には、認知障害のない人よりも認知障害がある人の方がIPTの効果が出やすいことが示されている[8]。これは、認知障害がある場合には「対人関係上の役割をめぐる不和」が起こりやすいことと関連している可能性が考えられている。

注2：個人療法としてのIPTでも、いくつかのセッションに重要な他者を同席させることはよくあるが、夫婦同席IPTは、すべてのセッションを夫婦同席のもとに行う特別な形である。

4 異なる文化の人たちへのIPTの適用

　他国で開発された精神療法を導入する際には、その適否を文化という観点から考える必要がある。IPTは米国で開発された精神療法であり、対人関係という文化的な影響の強い領域に焦点を当てるものであるため、導入にあたっては当然文化的なことを考える必要がある。よくいただく質問に、「個を重視するアメリカで開発された精神療法が、日本で使えるのか」というものがある。

　IPTは、他の文化圏への適用に成功してきた精神療法である。米国内でもアフリカ系やヒスパニックの人たちに効果を示してきたが、特に目を引くのはウガンダやエチオピアといったアフリカの国々における活用である。ウガンダにおけるグループIPTの適用についてはボルトンら[9]が発表しているが、驚くほど良い成果を上げている（なお、この研究では、メンタルヘルスの専門家でない地元の大学卒の人たちをグループリーダーとしてトレーニングしており、実際にはグループIPTというよりもグループIPCに近いと考えられる）。また、IPTの基本的な考え方として、他の文化圏にIPTを適用するときのガイドラインもきちんと定められており、その土地の文化を尊重する姿勢が明確になっている。

　IPTを多様な文化圏に適用することの容易さは、IPTの問題領域（「悲哀」「対人関係上の役割をめぐる不和」「役割の変化」など）が、文化圏を超えた、本質的で普遍的なものであることを反映していると考えられる。

　ウガンダにおいては、IPTの4つ目の問題領域である「対人関係の欠如」のみが、該当する人がいないという理由で割愛された。また、夫への不満を直接的な言葉で表現することがタブーであり、それを「まずい料理を作る」ことで表現する習慣があるため、そのような技法上の修正はなされた。ウガンダに比べると現代日本はずっと米国文化に近いものであり（夫に直接的なコミュニケーションを行うことは普通であろう）、日本での今までの臨床経験からは、米国のマニュアルを文化面から大きく修正する必要は特に感じていない。むしろ、コミュニケーションが全般に曖昧で抑制された日本には適した治療法であるという印象を持っている。ただ、重要な他者の治療への関与を増やすなど、若干の修正の必要は感じている。日本人向けの修正の必要性については、今後、効果判定研究の中で明らかにされていくことだろう。

5 IPTが特に向いている対象

産前・産後のうつ病	IPTはもともとうつ病患者を対象として作られたものであり、うつ病はもちろんIPTが向いている対象であるが、特に、薬物療法が忌避される産前・産後のうつ病には精神療法が第一選択となる。IPTの治療焦点はこの時期のテーマと適合するため、国際的にはすでに広く用いられている。反復性うつ病をもつ女性であっても、IPTの維持治療によって2年間うつ病の再発が防がれるというデータ (39ページ) は、1人の子どもを妊娠・出産して授乳する期間に足りるもので、子どもを持つことを希望する女性にとっては朗報である。さらに、パイロット研究ではあるが、IPT的なグループを4回行うことでハイリスク群の産後うつ病が予防されるという研究結果も、妊産婦保健の分野での応用範囲が広いと考えられる。
重大な身体疾患を伴ううつ病	深刻な病の診断を受けることも、IPTの「役割の変化」のモデルで扱っていくことができ、心理教育的にも意味をなすものである。身体疾患の併存のために抗うつ薬を使用できないケースにも適用することができる。
思春期うつ病	思春期患者に対する抗うつ薬の評価が確立していないため、精神療法を第一選択に考える臨床家は多い。思春期のテーマはIPTに適合しており、短期で柔軟なスケジューリングも思春期の特徴に合っている。思春期用のIPT (IPT for depressed adolescents: IPT-A) では、思春期の「病者の役割」(26ページ) を限定的にとらえ、通学をできるだけ奨励する (ただし、課外活動や成績などは、免除の対象となる)。学校に通うことは、子どもにとっては案外大きな意味をもつものである。このことが、思春期の発達上のさらなるハンディキャップを招かずにすむ利点は大きい。
高齢期うつ病	IPTの焦点となるテーマは多いため、薬物療法を用いにくいケースなどではIPTを積極的に用いることができるだろう。
夫婦間不和を伴ううつ病	夫婦同席IPTのエビデンスは未だにパイロット段階であるが、臨床的にはとても有用なものだと感じている。夫婦同席IPTは、離婚防止を目的として行われるものではないが、夫婦療法についてのデータからは、夫婦療法の方が個人療法よりも離婚率が低いことが示されている。私自身の臨床経験からも、夫婦同席IPTを行うと、夫婦の関係性が著しく改善し、当初は「離婚しかない」と言っていた患者も考えを変えることが多い。

気分変調性障害	多くが思春期に発症する長年の経過の中で、「病気の症状」と「本来の自分に備わった人格や能力」を混同している患者は多い。「医学モデル」を明確にするIPTは混同を整理し、回避的・自虐的な対人関係パターンから抜け出す助けとなる。
双極性障害	IPSRTは、再発防止効果が有意であり、普及させる価値は高い。もちろん双極性障害では薬物療法が何よりも大切なのであるが、その薬を「のみ忘れる」「のみたくなくなる」状況を観察していくことは、とても重要である。
摂食障害	薬物療法の効果があまりなく、精神療法が第一選択となるため、IPTの適用が強く推奨される。神経性大食症（過食症）に対する標準的な治療法は未だに認知行動療法とされているが、長期予後を追うとIPTの効果の方が伸びていく（40ページ参照）。認知行動療法を積極的に受けるほどのモチベーションがない患者にIPTを試してみるのは有意義である。また、一般臨床においても、患者の食行動についての訴えに食傷気味になっている治療者にとって、対人関係への焦点づけは朗報だろう。
不安障害	まだパイロット研究段階であるが、症例報告レベルではIPTに特異的な効果が報告されている。特にPTSDにおいては、外傷そのものも重要であるが、それ以上に、外傷体験の前後で身近な人間関係の質が変わることに悩む患者は多い。現在標準的な治療とされている行動療法的アプローチのみではカバーしきれない領域にIPTが働きかけることが知られている。IPTによって身近な人間関係に安心感を獲得した患者は、指示されなくても自らトラウマに曝露する傾向があることが報告されている。その他、社会不安障害に対しても修正版が作られ効果が報告されている。

　まとめると、IPTは、「発症と維持に対人関係問題が強く関わる障害」や、「症状が対人関係に大きな影響を与える障害」において有用であると言えるだろう。身体化障害も、症状を通してしか他人に訴えかけることができない人であると考えれば、「症状が対人関係に大きな影響を与える障害」と見ることができる。今のところ、統合失調症や強迫性障害はターゲットになっていない。私も、これらの障害に対してIPTのエッセンスを生かすことはできても治療法として十分な効果を期待することは難しいと感じている。

5．IPTの新たな形

　IPTは、また、そのフォーマットにおいても修正されてきた。グループ療法、治療全体を電話で行う電話セッション、また、患者がIPTへの理解を深め治療の効率を良くすることを目的とした患者ガイドも開発されている。

■1 グループIPT（Interpersonal Psychotherapy for Group: IPT-G）[12]

　通常のグループ療法の利点に加えて、グループを「対人関係の実験室」として使うことができる利点が挙げられる。もちろん、その場合でも、目的とするのはグループ外での実生活における対人関係の質の向上であって、グループメンバーと友人になることで実生活の代替とすることではない。

■2 電話セッション

　身体の障害や育児・介護中などの理由で、家を出ることはできないけれども精神療法を求めている人たちのニーズに合うものである。ただし、最初の評価は対面で行う必要があるとされている。精神療法を行う治療者が直接面接することが物理的に不可能であっても、近医の受診や往診など何らかの形で専門家が評価を行えばよい。

■3 患者ガイド

　ワイスマンが著した患者ガイドそのものは日本語に訳されていないが[13,14]、セルフヘルプを目的とした日本語の本としては、『自分でできる対人関係療法』[15]（解説が主）、『「うつ」が楽になるノート』[16]（自己記入が主）が出版されている。

6．IPTマニュアル

　IPTが初めて一般に入手可能なマニュアルとしてまとめられたのは1984年のInterpersonal Psychotherapy of Depression[1]（邦訳：『うつ病の対人関係療法』）であった。その後の著しい進歩を踏まえて、マニュアルは2000年にComprehensive Guide to Interpersonal Psychotherapy[17]（邦訳：『対人関係療法総合ガイド』）として改訂された。さらに2007年には、膨大なフルマニュアルを読む時間のない忙しい臨床家向けに、また、IPTについてまず基本を知りたいという人向けに、より実践的な内容のClinician's Quick Guide to Interpersonal Psychotherapy[18]（邦訳：『臨床家のための対人関係療法クイックガイド』）が出版されている。

　その他、グループ療法（IPT‐G）についてはInterpersonal Psychotherapy for Group[12]（邦訳：『グループ対人関係療法』）が2000年に出版されている。思春期用のInterpersonal Psychotherapy for Depressed Adolescents[11]、双極性障害用のIPSRTを詳述したTreating Bipolar Disorder[4]も邦訳が進行中である。日本語になっていないその他のマニュアルについては、『臨床家のための対人関係療法クイックガイド』[18]を参照されたい。

7．IPTの効果を検証した代表的な研究

　IPTの効果イメージをつかんでいただくために、ごく簡単に効果データを振り返ってみたい。詳細は『対人関係療法総合ガイド』[17]をご覧いただきたい。また、効果データは日々更新されているので、最新情報については国際IPT学会（International Society for Interpersonal Psychotherapy）のウェブサイト（http://www.interpersonalpsychotherapy.org/）を参照していただきたい。

1 急性うつ病の治療データ

　ボストン-ニューヘイヴン共同研究[19]は、IPTの効果を検証した初めての大規模なRCT（無作為化比較対照試験）であるが、IPTと三環系抗うつ薬であるアミトリプチリンとを比較した。その結果、IPT単独治療はアミトリプチリン単独治療と同等の効果があり、併用により効果が高まることがわかった。これは、IPTとアミトリプチリンは異なる症状群に効果を発揮することによる。一般に、薬物療法は、より身体に関連した症状（不眠、食欲低下など）に1〜2週間から効果を示し、精神療法は、より心理社会的な症状（気分、無関心、自殺念慮、仕事、興味など）に薬物よりも遅く効果を示す。この研究でもう1つ注目できる結果は、1年後のフォローアップである。薬物との併用であれ、単独であれ、何らかの形でIPTを受けた人は、1年後のフォローアップで、心理社会機能が有意に高まっていた。この有意差は、治療終結時にはまだ見られなかったものである。この結果からも示唆されることだが、IPTの効果は治療終結後も「じわじわと伸びる」のが1つの特徴である。これは、IPTが、限られた治療期間中に対人関係スキルについての教育を集中的に行うものであり、日常生活の中での実践を通して、それを力にして自信が高まっていくことを示している。

　最も有名な研究は、NIMH研究[20]である。これは、IPTと認知行動療法を直接比較した、数少ない、そして最も大規模な、しかも最初の研究である。この研究の結果では、重度（ハミルトン抑うつ評価尺度スコアが20以上）のうつ病患者に対しては、IPTの方が認知行動療法よりも効果的であることが示されている。これは、認知行動療法がある程度の集中力とモチベーションを必要とすることを考えると、理解できる結果である。なお、この研究においても、重度のうつ病患者に対してですら、IPTは三環系抗うつ薬であるイミプラミンと同等の効果を示しており、脱落率も最も低い。

2 反復性うつ病の治療データ

　現在では、1つのエピソードを寛解に導くことはもちろん、その寛解を維持して再燃や再発を防ぐことに、より関心が集まっているように思う。これは、特に職場復帰の問題に取り組んでいる臨床家にとっては重要な関心領域であろう。寛解の維持においても、IPTは大きな役割を果たすことができる。フラン

クらの研究では、薬を使わずIPTのみで寛解に至った反復性うつ病女性の7割以上が、IPTだけを行った2年間の維持治療中、寛解を維持した。2年間という期間は、1人の子どもを妊娠・出産して授乳をすることができる期間である。また、この研究では、維持治療は月1回で十分であるという結果も得られている（週1回、月2回との違いなし）。薬物療法を併用しないと寛解しなかった患者では、IPTのみの維持治療中、2年以内の再発率が50％であるので、薬物療法を併用した方が「安全」であるとは言える。

　ところで、月1回程度の維持治療であれば、信頼する治療者の顔を見る「安心効果」が高いのではないか、と思われることだろう。この疑問については、やはりフランクらの研究[22]が答えている。維持治療がIPTに焦点化されていた方が、再発までの期間が有意に長かったのである（IPTへの焦点化度が高い群では寛解期間の中央値が約2年間、焦点化度が低い群では5か月未満）。月1回の治療であっても、IPTの焦点を維持することはとても重要であることがわかる。

　なお、IPTは、維持治療のように長期に及ぶ場合であっても、期間限定であることは変わらない。月1回で1年間、2年間、3年間、というふうに限定された期間の契約を結ぶ。もちろん、再契約が禁止されているわけではないので、適切な場合には、1年間の契約を終えてからもう1年間の再契約をしてもよい。契約の際には、治療目標を改めて明らかにする。それは、前の1年間とは異なるかもしれない。また、長期に及ぶ維持治療の中では、問題領域が移り変わることもある。そのような場合には、問題領域が変わったということを明確にしながら、「今、何に取り組んでいるのか」を常に明確にしていく。もちろん4つの問題領域の中で、である。

❸ 摂食障害の治療データ

　神経性大食症（過食症）については、IPT、認知行動療法、行動療法の効果を治療終了6年後まで追った研究[23]において、IPTあるいは認知行動療法を受けた患者群で、摂食障害の診断を満たさなくなっていた人が6年後の時点で約7割に達したのに対し、行動療法を受けた群ではわずか14％だったというデータが有名である。IPTと認知行動療法の効果をさらに大規模に比較した研究[24]では、認知行動療法の方が効果は有意に早く現れるが、認知行動療法群では治療終了後に効果維持あるいは若干の再発の傾向があるのに対して、IPTでは改善

傾向が続き、1年後のフォローアップでは効果に有意差が見られなくなることが示されている。この傾向は3つの治療法を比較した前者の研究でも同様であり、治療終了後、時の経過と共に効果が高まることがIPTの大きな特徴であると言える。これらのデータはIPTの長期的な有効性を十分に示すものではあるが、私自身を含む多くの臨床家の経験とは乖離している。実際には、効果はもっと早く現れることが多いからである。この乖離の理由は、これらの研究のプロトコルにあると考えられている。認知行動療法に特異的な要素の効果を検証することが当初の研究目的であったため、IPTの治療者は、ロールプレイなど認知行動療法と共通の技法を使わないように指示されていた。ロールプレイはIPTにとっても重要な技法であり、その利用を禁じられることは、IPTをやりにくくする。また、症状を振り返ることも認知行動療法的とされたため、症状と対人関係ストレスの関連づけというIPTの主要な要素も使用できなかった点が指摘されている。これらの点を改善したマニュアル（『対人関係療法マスターブック——効果的な治療法の本質』[2]参照）の効果を現在検証中である。

　グループ対人関係療法（IPT‐G）は、むちゃ食い障害の患者に対して、1年予後で比較したときグループ認知行動療法と同等の効果を示すことが確認されている。[25]

　なお、神経性無食欲症（拒食症）については、症例レベルでは治療成功例が多数経験されており（「拒食症・過食症を対人関係療法で治す」[26]参照）、その効果が研究されているところであるが、未だにRCTにおいては効果が確認されていない。これは、他の精神療法についても同様である。

第2章
IPTにおける治療者の役割

1 患者の代弁者としての温かい立場

　IPT治療者は、全体に、ロジャーズのような「無条件の肯定的関心」を伝える態度を貫く。患者に評価を下さず、すべてを温かく受け止める。この安心感がなければ、患者はIPTという「実験」を一緒にやってみる気にはなれないだろう。
　また、期間限定治療であるということは、治療の終結があるということなので、そのときに患者ができるだけ自信をもって治療を終えられるように、「自分の力でここまできた」と思わせるような工夫が必要である。そのために、たとえば、対人関係問題に対処する選択肢を患者自身が考えられるような質問をする。「どんなやり方が考えられますか」「どんな結果になったら安心しますか」というように、である。「治療者だったらこういう質問をするだろうな」ということを患者がわかるようになるのが理想的である。なぜなら、治療が終わった後にも、患者は自分自身にその質問を投げかけ、自分で解決していくことができるからである。
　治療者が指示をするような形をとってしまうと、治療者の力がなければ自分は何もできない、という無力感を患者に植えつけることにもなる。いろいろな角度から質問をしても答えがなかなか出せない患者に対しては、特に初めのうちには、提案をしてもよい。ただし、いくら治療者がロジャーズのつもりでいても、患者にとって治療者は権威的な存在である。提案をするときは、「○○を考えてみてもよいかもしれませんね」「○○なんていうのはどうでしょうか」というように、できるだけ控えめな言い方をするように心がける。

2 治療者と患者は「共同研究者」

　「共同作業者」という言葉の方がピンとくる方もおられるかもしれないが、研究者でもある私自身は、むしろ共同研究者という言葉の方が合っているように思う。IPTの治療セッションでは、患者と協力していろいろな作戦を立てる。そして、患者は治療外の実生活でそれを実験してみるのである。その結果をセッションにもち帰ってもらい、うまくいったところは振り返って再現可能なものにし、うまくいかなかったところは調整する。これはまさに、対人関係の共同研究にほかならないと思う。

「実験してみる」という感覚は、患者のプレッシャーを減じることにもなる。「家でパートナーと話してみてください」と言われると、患者は「うまく話せなかったらどうしよう」「期待されている結果が出せなかったらどうしよう」と思うこともある。つまり、「失敗」を怖れるのである。そういうときに、「これは1つの実験であって、結果を見て、調整をしたり、さらなる作戦を立てたりしましょう」という雰囲気を明確にしておけば、「失敗」という結果はありえないことになる。「良い結果を出すこと」が目的なのではなく、「データの収集」が目的だからである。

❸ 希望的・楽観的

　IPTは医学モデルを採用する時点で、すでに希望的である。患者の問題を「治療可能な病気」として枠組みしているからである。患者が言うように「性格がねじれている」「人生のスタートを間違ってしまった」のであれば治らないかもしれないが、病気であれば治るのである。

　また、IPT治療者は、IPTが万能の治療法ではないということを十分に認めておくべきである。IPT治療者は、鑑別治療学の精神に従って、「自分がIPT専門家だから」という理由ではなく、「この患者にはIPTが合うだろうから」という理由でIPTを行うべきである。治療を始めるにあたっては、他の治療法の選択肢も十分に説明する。その上で、どの治療法が患者にとって最も適切だと思えるかを一緒に話し合っていく。この姿勢は、治療の経過を通して貫かれる。途中で、「私にはやっぱり認知行動療法の方がよさそうです」と言い出す患者がいたら、治療者としてのメンツを傷つけられたなどと感じずに、その選択肢を一緒に真剣に検討すべきである。患者はなぜそう思ったのか（たいていは、病気や治療についての誤解や、現在の治療における治療関係の問題に由来することが多い）、そして、それは別の形で解決できないのか、患者の希望はどの程度実現可能なものなのか、というような観点から、いろいろと話し合う。これは、IPTの作業そのものである（決定分析：159ページ参照）。IPT治療者の使命は、患者をIPTにつなぎ止めることではなく、患者の病気を治すために何が最もふさわしいかを患者と共に考えることである。これは、その結果が仮にIPTから離れるということになるとしても、十分にIPT的である。実際に、よくよく話し合ってみて患者がIPTから離れたということは、少なくとも私自身は経験したことがない。ただし、最初の診断が間違っていて、実際にはIPTに不適切な

障害をもっているというような場合は別である。

　IPTが適切だと合意して治療を始めても、IPTでは十分な効果が得られない患者ももちろんいる。そういう場合にも、薬物療法や認知行動療法など、他の選択肢はある。「もしもIPTで十分な効果が得られなくても、他の治療法を試してみることもできますよ。それに、症状が十分に改善されなくても、ここで得られた対人関係スキルは、きっと役に立つはずです」という楽観的な態度を常に失わない。また、当初は薬物療法に対して否定的だった患者が、IPT治療者との信頼関係を築いた結果、治療者が勧める薬物療法に同意するということもあり、IPTの効果は何らかの形で現れるという希望は常にもてる。IPTがうまくいかなかった症例の扱いについては145ページも参照していただきたい。

4 対人関係問題領域に焦点を当てる上では積極的

　初期の評価が終わったら、セッションは患者主導になっていく。話題の選択も基本的には患者に委ねられる。治療者が唯一積極性を発揮するのは、選ばれた対人関係問題領域に焦点を当て続ける、という点においてである。これは、限定された期間に十分な治療成果を上げるためにはとても重要なことである。

　しかし、「焦点がずれていますね」などと指摘するのは、IPT治療者の姿勢と一致するものではない。どんなときにも、IPT治療者は、温かい、無条件の肯定的関心を患者に示すべきだからである。焦点の維持と温かさを両立させるためには、たとえば以下のように扱う。

> **IPT治療者の言い方の例**
> 患　者：私はやっぱり夫の過去が許せないんです。どうして夫はあんなにひどいことができたのでしょう。その結果、私がこんなに苦しんでいるなんて、ずるいです。許せないです。
> 治療者：（うなずきながら）許せないという気持ちはもちろん常におもちなのでしょうが、今回それが特に強く感じられるようになったのはいつからですか。
> 患　者：実は夫が忘年会に行ったのですが、帰ってくると言っていた時間になっても、何の連絡もなかったのです……。

　このようにすれば、患者の話題からの自然な流れとして現在進行中の出来事

に焦点を戻すことができる。患者も、自らが否定されたとは感じないものである。

　その他、焦点の維持の仕方について、詳しくは166ページを参照していただきたい。

5 治療者に対する患者の気持ちが治療の妨げになる場合のみ治療関係を扱う

　精神分析とは異なり、治療関係（患者治療者関係）は基本的に扱わない。扱うのは、患者のネガティブな気持ちが治療の妨げになる場合のみである。これは治療からの脱落を防ぎ、有効な治療環境を整えるという必要性に迫られて行うことである。詳細は、技法「治療関係の利用」（160ページ）を参照していただきたいが、その場合も、あくまでも1つのうまく機能していない人間関係としてとらえるのであり、精神分析のように「転移」「逆転移」という概念ではとらえない。

　患者が治療や治療者に対してポジティブな気持ちをもっている場合、それがやや過度に感じられても基本的には放置しておく。その1つの理由は、IPTは限られた期間で一定の変化を起こそうとする治療法であり、自分が好きな人と一緒に作業した方がやる気が起こるからである。尊敬する治療者の言うことであれば、少々不安でもがんばってみよう、と思うだろう。私もしばしば「先生が背中を押してくださったからです」というようなことを言われる。信頼関係はIPTの重要な基礎となる。

　また、ポジティブな期待は、「医学モデル」と「患者の代弁者」ということを考えれば、当然のことであり、「過剰な期待」などと解釈すべき性質のものでもない。たとえば、癌の手術を受けるために外科を受診するときのことを考えていただきたい。担当となった外科医が、「大丈夫ですよ。この癌であれば、手術をすればまず治ります。そして、私はこの手術を今までに何千例も手がけてきて、常にベストを尽くしてきたし、基本的なミスは一度もありませんでした」と言えば、「ああ、この人に命を預けよう」と思うのではないだろうか。そのような関係性は、医学モデルをとる以上当然のことであるし、患者の代弁者である以上、好かれて当然なのだと思う。私自身も、「私はそれほどの人間ではないのに」と思うような好かれ方をすることがあるが、基本的には治療にプラスと考えて、「光栄です」などと言いながら放置している。嫌われてしまうと、効果的な治療はできない。

なお、ポジティブな期待に介入しなければならない唯一の例外としては、患者が「全能の治療者にお任せしていれば大丈夫」と極度に依存的になり、自分では変化のための努力を何一つしなくなるときであろう。IPTの構造を考えれば、これはまず考えられないことだし、私自身、1例も経験したことがない。しかし、もしもこのようなことが起こったら、IPTについての患者の理解が不足しているととらえて、もう一度、IPTについての説明をし直す必要があるだろう。つまり、実際に現場に出て行って新たなやり方を試すのは患者自身だということである。

6 治療者が最も率直なコミュニケーターになる

マニュアルで明記されていること以外に私が臨床的に必要性を感じていることは、治療関係において患者のロールモデルになることである。これは治療関係に問題が生じたときのみではなく、常に意識していることである。患者の話がわかりにくいときには、素直な気持ちで尋ねる。技法としては「話し合われている話題の拡張（150ページ）」や「明確化（156ページ）」に分類されることになるのだろうが、「わかったふりをしない」ことはIPT治療者に重要な姿勢であるように思う。多くの患者が「わかったふり」をして対人関係のずれを抱えていることを考えれば、治療者が率先してそのパターンを破っていくべきだろう。

もちろん、これは詰問調であってはならない。以下の2つの例を比べていただきたい。

例1
患　者：やっぱり愚痴を聞いてもらうのって、相手にとっては迷惑じゃないですか。
治療者：そうですか？　ちょっとよくわからないので、もう少し説明してもらえますか。

例2
患　者：やっぱり愚痴を聞いてもらうのって、相手にとっては迷惑じゃないですか。
治療者：なるほど、迷惑と感じられるのですね。どうして迷惑と感じるの

か、もっとよく知りたいので、もう少し説明していただけますか。

　どちらも患者の説明が不十分であるということを述べているのは同じであるが、例1では、患者の表現が足りない、あるいは説明能力不足であるということに焦点が当てられているのに対し、例2では、患者に対する治療者の温かい関心に焦点を当てていることがおわかりいただけるだろうか。つまり、さらに質問をしていくことは、患者の最初の説明が足りないからではなく、治療者がもっと知りたいからなのだ。これは小さな違いに思われるかもしれないが、自己不全感や罪悪感に悩む患者にとっては大きな違いである。例1のような対応をされて、「自分は治療者に馬鹿にされている」と感じる患者もいる。

Part 2
IPTの治療プロセス

Part 2　IPTの治療プロセス

初期
治療の基礎を作る
3〜4セッション

- 病歴を聴取し診断する。
- 患者に「病者の役割」を与える。
- 投薬の必要性を評価する。
- 対人関係質問項目を聴取する。
- うつ病に関連したライフ・イベントを見つける。
- 主要な問題領域を決定する。
  4つの問題領域：
  - 「悲哀」
  - 「対人関係上の役割をめぐる不和」
  - 「役割の変化」
  - 「対人関係の欠如」
- うつ病と問題領域を関連づける（対人関係フォーミュレーション）。
- 治療契約を結ぶ。

中期
問題領域に取り組む
9〜10セッション

- 4つの問題領域のうち、決められた問題領域に取り組む。
  - 悲哀（「患者にとって重要な人の死」）
  - 対人関係上の役割をめぐる不和（「不一致」）
  - 役割の変化（「生活上の変化」）
  - 対人関係の欠如（「孤独、社会的孤立」）
- 感情をモニターする。
- 面接室の外で患者が行うことを練習する。
- 対人関係スキルを向上させるために特定の技法を用いる。

終結期
地固めと将来への備え
2〜3セッション

- 治療を振り返る。
- 抑うつ症状の変化、対人関係の変化を確認
- 再燃・再発に向けての注意を話し合う。
- 追加治療の必要性を検討する。

第3章

初　　期

初期の課題

病歴を聴取し、診断する。

患者に「病者の役割」を与える。

投薬の必要性を評価する。

対人関係質問項目を聴取する。
「親しさサークル」

うつ病に関連したライフ・イベントを見つける。
- 気分変調性障害や社会不安障害の場合
- 神経性大食症（過食症）の場合

主要な問題領域を決定する。

うつ病と問題領域の関連づけをする。
（対人関係フォーミュレーション）

対人関係フォーミュレーションに基づき、
問題領域と治療目標に対する患者の合意を得て、
治療契約を結ぶ。

治療目標について患者の合意が得られない場合
①患者が対人関係という焦点そのものに賛成しない場合
②対人関係に焦点を当てることには合意しているが問題領域に賛成しない場合

＊初期には通常最初の3〜4セッションをあてる。インテイク面接がすでに行われている場合には、2セッションでも十分かもしれない。

1. 初期のセッションの全体的な進め方

❶ 病歴を聴取し、診断する

　これは通常の病歴聴取と同じである。既往歴、併存障害、家族歴も含めて、診断を下し大まかな治療方針を考えるのに必要十分な聴取を行う。IPTでは、原則としてDSM－Ⅳ－TR³（米国精神医学会）の診断基準に基づいた診断を下す。DSMであれば、診断基準を実際に患者に見せながら説明することも可能だし、ベックやハミルトンなどの抑うつ評価尺度との整合性も良い。Ⅰ軸診断（臨床的疾患）とⅡ軸診断（パーソナリティ障害）の分類も、IPTの医学モデルを説明する上でやりやすい。以前に「性格の問題」と言われたことのある患者に対しては、Ⅰ軸診断の存在下ではⅡ軸診断は慎重にするというIPTの原則とその根拠を説明することも役立つことが多い。

❷ 患者に「病者の役割」を与える

　病歴聴取の結果、患者が「病者の役割」（26ページ参照）に値する病気をもっていると診断されれば、ここで病者の役割を与える。自分は怠けているに過ぎないのではないか、と思っている患者の場合、抵抗は強いかもしれない。そのような患者の感じ方に配慮しながら、丁寧に説明する。たとえば、次のように行う。

> **例**
>
> 治療者：ご自分では病気だということを認めにくいと思いますが、今までにお話しくださった症状は、すべて、○○さんが現在うつ病にかかっているということを示しています。うつ病からはみ出るような症状は1つもありませんでしたから、大丈夫です。うつ病は治る病気であって、治療法についても最もよくわかっている病気です。治る病気ですよ。

患　者：でも、家族は私が怠けているだけなのではないかと言いますし、私もそう思います。病気というのはもっと重い人のことを言うのであって、私はただ気合いが足りないだけなのではないでしょうか。

治療者：皆さん、そうおっしゃいます。それは、うつ病という病気がよく知られていないからなのです。普通に暮らしていると、うつ病について学ぶ機会などまずありませんから、当然といえば当然のことなのですが。これから、うつ病とはどういう病気か、どういうふうに治療をしていくかをご説明していきます。そして、それをご家族にもご理解いただくことが重要だと思います。うつがひどいとなかなかご自分で説明できないでしょうから、一度こちらからご説明しましょうか？

　もちろん、患者がうつ病である限り、病者の役割をすっきりと受け入れることなどあり得ない。それは、罪悪感というううつ病の症状のためである。家族同席面接では、この点を強調することが、うつ病についての教育としてむしろ役立つ。

IPT治療者の言い方の例

治療者：○○さんが病気だということをご理解いただけましたか。何でも自分が悪いというふうに受け止めてしまうのも、いつも身体が重く感じるのも、すべてはうつ病の症状なのです。これは、病気としてきちんとした治療をしていく必要がありますし、そうすれば治ります。今までのお話について、何かご質問はありますか。○○さんご自身は、おそらく、頭では理解できても、100パーセント納得はしておられないでしょうね。それでも悪いのは自分だ、と思うのがうつ病の症状だからです。ご本人は病気ですから仕方がないとして、せめて周りだけはしっかりと「これは病気だ」という意識をもっていないと、ご本人がぐらついてしまいますし、治療もうまくいきません。先ほど、うつ病の方にとっては、休むことが仕事だと申し上げました。ご家族は意識して、○○さんが休めているときには「よく休めたね」とほめてあげてください。

　こうしたことを家族に説明すると、家族の負担が増えると心配する患者は多い。しかし、後述する「対人関係上の役割をめぐる不和」からも明らかなように、人間にとって、自分が期待されている役割を果たせているということは満足に

つながるものである。一番困るのは、「何をしてあげたらよいかがわからない」ということである。家族に新たな要求をする、ととらえるのではなく、何をしたらよいかがわからずに困っている家族にやり方を教えてあげる、というふうに説明していけば、患者も過度な罪悪感を抱かずに受け入れることができる。

❸ 投薬の必要性を評価する

　IPTは医学モデルをとるため、薬物療法との相性は良い。一般に、医学的な禁忌がなければ、そして患者がよほど嫌がるのでなければ、薬物療法の併用は勧めた方がよい。薬物療法の方が効果も早く現れ、より身体に関連した症状に効果を発揮するため、不眠など、明らかに不快な症状から早く脱することができるからである。また、薬物療法と精神療法は一般に異なる症状群に効果を現すため、併用により治療効果が高まる（39ページ）。医学的な禁忌がないのに患者が服薬を嫌がる場合には、その理由を丁寧に聞いてみることが望ましい。服薬によって重要な他者が亡くなったことがある、などという話が引き出せるかもしれない。あるいは、薬についての単なる誤解が明らかになるかもしれない。服薬は強制すべきことではないが、何が躊躇の原因になっているのかを知っておくことは、治療上のプラスになることが多い。
　ただし、妊娠・出産・授乳や、他の身体的な問題で服薬が難しい患者の場合、IPTだけでも治療をすることはできる。
　なお、これらは、IPTが適応となると判断した後の評価であり、緊急に薬物療法を開始する必要がある、電気けいれん療法（ECT）を行う必要がある、というような症例については別である。

❹ 対人関係質問項目を聴取する

　「対人関係質問項目」という名称から、何かの書式を想像されて問い合わせてこられる方もいるが、現実には特定の書式はない。書式を作ろうと試みている研究者もいるが、かえって官僚的で煩雑になるように思う。
　なぜかというと、対人関係質問項目というのは、簡単に言えば、「患者にとっての重要な人間関係の詳細を、治療者の納得がいくまで聞き出す」ということだからである。何らかの書式を埋めればよい、という問題ではない。

まず、関係性の物理的な側面を聞く。接触の頻度、共にする活動などである。また、その関係におけるそれぞれの期待を、それが満たされているかどうかも含めて聞く。さらに、その関係の満足できる側面と満足できない側面を振り返る。その際、それぞれのやりとりの具体例も含めることが重要である。「具体例」を聞くことは、IPT全般に、とても重要な位置を占める。極論すれば、IPTとは、「具体的な対人関係上のやりとり」と「気持ち」の関係を見つめていく治療法である。具体例を聞き出さないと、話はどうしても観念論に陥っていく。具体例を聞き出せば、必ず「気持ち」を聞き出すことができる。

以下の2つの例を比べてみていただきたい。

例1

治療者：ご主人について、満足できないところはどこですか。
患　者：基本的に彼は空気が読めないんですよね。
治療者：彼はなぜ空気が読めないんだと思いますか。
患　者：もともとそういう性格なんですよね。よくいるじゃないですか、そういうタイプ。

例2

治療者：ご主人について、満足できないところはどこですか。
患　者：基本的に彼は空気が読めないんですよね。
治療者：たとえば最近、この人は空気が読めていないな、と思ったときはどういうときでしたか。
患　者：……そうですね。2週間前に、叔母の葬儀があったんです。私は叔母にとてもかわいがってもらったので、葬儀はきちんとしてあげたいと思っていたんです。でも、主人は大声で人と話したり笑ったり……。
治療者：そんなご主人を見て、どんな気持ちになりましたか。
患　者：この人は私の悲しみなんてわかってくれていないんだな、と思いました。私が叔母のことを大切に思っていることも知らないんだな、と。
治療者：叔母様のことについて、ご主人と話したことはあるのですか。
患　者：あんまりそういう話はしません。でも、叔母が亡くなったとき、私は食欲も落ちましたし、そんなに気楽な話ではないことくらいはわかったはずです。
治療者：なるほど。ちなみに、ご主人がご葬儀のときに人と大声で話して

　　　　いたのは、どんなことだったのですか。
患　者：世間話やお愛想ですよ。親戚の子に「大きくなったねえ」とか。
治療者：ご主人なりの社交だったのですかね。
患　者：まあ、そうですね。冠婚葬祭のときくらいしか私側の親戚になんて会いませんしね。
治療者：ご主人は良かれと思って社交をしていらしたようだけれども、それが○○さんにとってはご自分の悲しみをわかってくれない、と感じられたわけですね。
患　者：そうですね。

　例1と例2で得られる情報量の違いに気づいていただけただろうか。例1は、患者の夫に対する評価で終わってしまっているが、例2では、患者は自分の気持ちを語り、また、2人の間の役割期待のずれにも気づいている。ここから浮かび上がってくるのは、コミュニケーションが貧弱であるために、悪意がないのに相手の期待に反する行動をとってしまう夫婦の姿である。
　そして、患者がその関係をどのように変えたいと思っているかも聞く。自分が変わろうと思っているのか、相手が変わることを望んでいるのか、という観点からもよく聞いてみる。うつ病患者特有の「自分さえ変われば……」という思い込みも含めて、自分や相手についての非現実的な期待が潜んでいることにも気づくだろう。
　対人関係質問項目を行う際には、亡くなった人も含めることが必要である。そうしないと、「悲哀」の問題領域を拾うことができないからである。聞き方としては、「生きている方でも、亡くなった方でも、あなたの人生において重要な方についてうかがいたいのですが……」というように聞けば、亡くなった人の話をしてもよいのだということに患者は気づくだろう。
　思春期用のIPT（IPT−A）では、図のような「親しさサークル」を利用する。円は図のような二層でもよいが、私は簡略化して一層のものを使っている。これは、系統立てて人間関係を説明することが難しい思春期患者用に開発されたものであるが、適切であれば、大人の患者にも利用できる。その人の生活にどんな人が登場するのかを網羅するために、取りこぼしがないやり方であると言える。治療の中盤になってから、何やら重要な話が出てきて、「そんな人の話は今まで出てこなかったではないか」と愕然とする、という事態を予防できるだろう。特に未婚の成人など、対人関係の全体像がつかみにくい人では重宝している。

図

親しさサークル

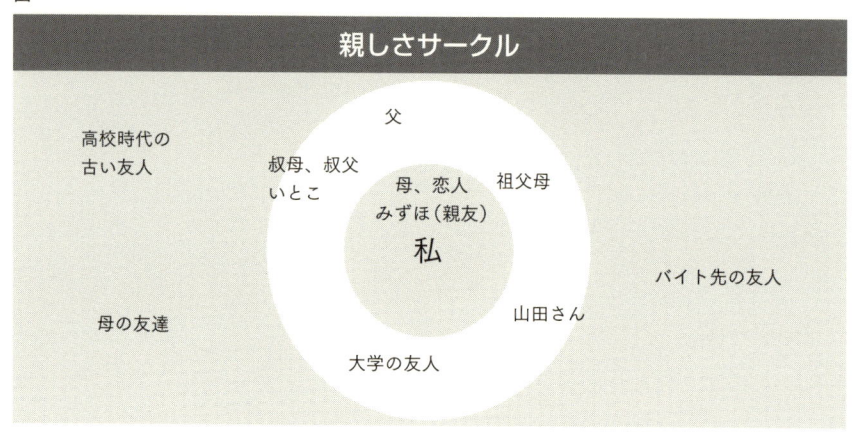

```
                     父
     高校時代の
     古い友人     叔母、叔父      祖父母
                  いとこ   母、恋人
                        みずほ(親友)
                          私
                                    バイト先の友人
                              山田さん
     母の友達
                     大学の友人
```

5 うつ病に関連したライフ・イベントを見つける

　うつ病のきっかけとなった可能性の高いライフ・イベントを見つける。発症した頃の生活状況はどうだったのか。何か大きな変化が起こったのだろうか。その頃一番悩んでいたことは何だったのだろうか。いろいろな角度から質問をしてみて、この課題を達成する。

　なお、気分変調性障害や社会不安障害のような慢性の障害の場合には、きっかけとなったライフ・イベントの重要度は相対的に低い。もちろん情報としては聞いておくが、問題領域の決定には大きな役割を果たさないかもしれない。気分変調性障害などへの修正版では、慢性の障害に慣れてしまって、あたかも自分が「もともとそういう人間である」と思い込んでいるところからの脱出としての「役割の変化」に焦点を当てている（「医原性役割の変化」124ページ）。

　神経性大食症（過食症）の場合には、「発症因子」よりも「維持因子」に注目する。何がきっかけとなって病気が発症したのか、ということではなく、何が問題であるために病気の状態が維持されているのか、という観点から問題領域を見つけていくのである。

❻ 主要な問題領域を決定する

　以上の、対人関係質問項目とライフ・イベントの聴取に基づいて、主要な問題領域を決定する。4つの問題領域のうち、1つか2つを選ぶのがよい。2つ選ぶ場合には、どちらかを優先するのか、同時に扱うのかも決める。入門者の場合は、1つに絞った方がトレーニングとしてはよいだろう。3つ以上の問題領域を選んでしまうと、治療焦点が散漫になり、何も選んでいないのと同じことになってしまう。3つ以上が該当する人であっても、最も病気と関連しているもので、かつ、治療の中で変化させることが可能な領域から選ぶ。うつ病の場合は、発症に関連している問題領域を選ぶ。前述したように、「対人関係の欠如」は積極的には選ばない。他の3つがどうしても該当しない場合にのみ、選ばれる。

問題領域の見つけ方

　「悲哀」は、見つけることさえできれば問題領域として定めるのは難しくないだろう。一般に判断が難しいのは「役割の変化」と「対人関係上の役割をめぐる不和」のようである。
　表に、うつ病のきっかけとしてよく見られる例を挙げる。この中で、たとえば、「なかなか妊娠できない」という悩みはどの問題領域だと思うか、とワークショップなどで質問すると、3分の2が「変化」、3分の1が「不和」に手を挙げる、というのが一般的な傾向である。
　これは現実をある程度、反映するものである。
　実際のところ、「なかなか妊娠できない」という悩みは、通常「役割の変化」として治療していく。たとえば、子どもをたくさん産んで母親として充実して生きていきたい、という夢を小さい頃からもっていたとすると、「不妊」という事実に直面して、「母親として生きることが当然だった役割」から「子どものいない人生を受け入れる役割」への変化を強いられることになる。あるいは、キャリアウーマンで、30代中盤までにキャリアを確立してから子どもを、と思っていたのに、そこで「不妊」という壁にぶつかると、「自分の人生は努力次第で何でもコントロールできると思っていた役割」から「人生にはコントロールできないものもあると受け入れる役割」へと変化しなければならなくなる。
　そのように考えれば、「なかなか妊娠できない」というのは「役割の変化

としてフォーミュレーションするのが妥当なのであるが、「変化」には「不和」が伴うことが多い。変化に直面してうまく機能できなくなってしまうと、周囲との軋轢が生まれる。「不妊」という場合、パートナー、あるいは、その家族との間がぎくしゃくしてくることが多いだろう。

　このようなときには、「どちらが主たる領域か」を見つけていく必要がある。「変化」に直面するまではそれなりにうまく機能していた関係が、「変化」を機に機能不全に陥っているようであれば、「変化」が一次的な問題となる。だが、もともと夫婦仲が悪く、「不妊」は単にその1つのテーマにすぎないということが明らかであれば、「対人関係上の役割をめぐる不和」として扱うことも可能であろう。

　「変化」に伴う「不和」の扱いについては、120ページを参照されたい。

表1　うつ病のきっかけの例

重要な人の死
人との別れ
職場や家庭における対立
孤独/友達がいない
失　業
なかなか妊娠できない
虐待・DV
学校での成績不良
自分や愛する人の病気
転　居
出　産
経済的問題
引　退
昇　進
裏切り
結　婚
災　害

7 うつ病と問題領域の関連づけをする（対人関係フォーミュレーション）

　問題領域を選んだら、それを患者にフィードバックする。これは「対人関係フォーミュレーション」と呼ばれるものであるが、患者の問題についての治療者の理解を、IPTの言葉を使いながら説明することである。たとえば、以下の症例X子のようにする。

> **IPT治療者の言い方の例**
>
> 　私がX子さんの問題をちゃんと理解できたかどうかを確認するために、今までうかがってきたことをまとめさせてください。
>
> 　X子さんは、お父さんの転勤のため、生まれ育った土地を離れて東京に来ました。それは突然のことで、もちろんX子さんが希望したことではありませんでした。生まれ育った土地には、仲の良いお友達もいたし、ご親戚もいました。X子さんは、本当は東京には来たくなかったけれども、ご両親が「早く東京での生活に慣れて」とおっしゃったし、ご両親も東京での生活に慣れるのに忙しかったので、ご自分の気持ちを話すことなどできませんでした。さらに、言葉の訛りのために、新しい学校でいじめに遭いました。今まで、溶け込もうと努力すれば溶け込める、というルールの中で暮らしてきたX子さんにとって、ご自分には非がないのにいじめられるということは、全く想定外のことだったと思います。「完璧な標準語を話さない限り、自分はいじめられる」「都会的なふるまいができないと、友達に溶け込めない」というふうに思い詰めてしまい、それまで安心して自信をもってできていたこともできなくなってしまいました。学校に行きたくない、と言っても、ご両親は「不登校になると人生から落ちこぼれる」と言うばかりで、気持ちを受け止めてくれないばかりか、怒られてしまうので、相談することもできなくなってしまいました。そんな行き詰まった気持ちの中で、うつ病の症状が出てきたのだと思います。こんなふうに私は理解しましたが、合っていますか。どこか理解が間違っているところ、足りないところがあったら教えていただけますか。

　誤解や不足があれば、この時点で患者からフィードバックしてもらい、フォーミュレーションの修正をする。
　フォーミュレーションの目的は、その後に続く治療契約の前提に合意しても

らうことと、患者が「自分は理解してもらえた」と安心して信頼関係を築く基礎を作ることである。

⑧ 対人関係フォーミュレーションに基づき、問題領域と治療目標に対する患者の合意を得て、治療契約を結ぶ

　前述した「対人関係フォーミュレーション」に患者が納得し、それに基づいて決められた問題領域と治療目標について患者の合意を得ると、治療契約が結ばれる。

　症例X子の場合には、「役割の変化」としてフォーミュレーションしたわけだが、そこでめざしていく目標としては、「役割の変化に伴う感情を表現する」「両親にサポート役としてもっと機能してもらえるようになる」「他にもサポート役を見つける」「新しい環境で必要とされることを整理し（本当に訛りを直す必要はあるのか、など）、そのためのスキルを身につける」「新しい役割の良い面を見つける」といったところになる。

　それを、X子に対しては以下のように説明する。

> **IPT治療者の言い方の例**
>
> 　今のX子さんは、東京への予定されていなかった移動、そして慣れない土地でのいじめ、という突然の変化の中で道に迷ってしまったような気持ちだと思います。それが症状につながってきたのではないか、というところは、先ほど納得していただきましたね。治療でめざしていきたいのは、今起こっていることをよく整理して、必要とされていることを冷静に考えてできるようにしていって、X子さんが、もう一度、ちゃんと自分の足で人生を歩んでいるという気持ちになることです。その中で取り組んでいきたい目標として、まずは、X子さんの気持ちをもっとよくうかがって、どんな感情を抱いているかを整理していきましょう。今までは、「早く新しい環境に適応しなければ」という焦りが先に立ってしまって、自分に何が起こったか、それについてどう感じているかをゆっくりお話しになる機会がなかったと思います。そして、一番頼りになるはずのご両親にもっと支えていただき、そのほかにも支えてくださる方を見つけていきましょう。こういう変化を乗り越える上で、それはとても大切なことです。また、今の環境で気持ちよくやっていくためには、本当のところ何が必要なのかを、

日常生活のことをもっとよくうかがうことによって考えていきたいと思います。最後に、東京への引越しは望んでいたことではないとしても、ここにも何かの可能性があると思います。そんなことも、一緒に考えていければと思っています。こういうことに取り組んでいけば、X子さんの自信もつくし、病気の症状が改善されてくると思います。こんな治療はいかがですか。受けてみたいと思いますか。

　肯定も否定もせずに、「そんなことが本当にできればすばらしいですね」というようなことを言う患者もいる。治療目標は理想的に聞こえるが、どうせ実現不可能だろう、というような気持ちは、認知がネガティブに偏っているうつ病患者にはよく見られるものだからである。IPTでは、非適応的な認知はうつ病の症状として認めることが原則であるから、「今はうつ病で自信を感じられない時期ですから、そんなふうに感じられるのでしょうね。でも、治療でめざしたい方向性としては、ずれていないですか」というような言い方をして、治療目標への合意は得ておく。患者から何らかのフィードバックがあれば、もちろん真剣に検討する。それまで聞き落としていたような情報がそこで初めて得られる場合もある。くれぐれも、治療者の独断で話を進めないことである。治療者の独断で進められる治療は、脱落を招くし、そもそも戦略がカギであるIPTにおいては、治療効果も得られないことになるだろう。患者から治療目標の追加の希望があればそれを真剣に検討し、軌道修正の希望があれば、それも真剣に検討する。「どうせ自分が何を言っても無駄」と思っている患者にとって、このような治療者の姿勢そのものが治療的・教育的となるということにも心を留めておいていただきたい。

　ここで合意を得ておくことは何よりも重要である。IPTのように焦点化された治療を進める場合、何に焦点を当てるかについてのお互いの合意がなければ、治療そのものが成り立たないからである。合意が得られなければ、治療は進めるべきではない。

❾ 治療目標について患者の合意が得られない場合

　患者からのフィードバックを受けて微調整すれば、治療目標への合意は得られることが多い。だが、そうではないケースもある。そのようなケースとしては、(1)患者が対人関係という焦点そのものに賛成しない場合、(2)対人関係に焦

点を当てることには合意しているが問題領域に賛成しない場合、がある。それぞれについて、工夫できることを述べておく。

(1)患者が対人関係という焦点そのものに賛成しない場合

　実は、「対人関係」という焦点に抵抗を感じる患者は少なくない。なぜかと言うと、患者は、対人関係におけるトラブルを回避するために、自分を殺して生きてきたことが多いからである。つまり、表面上、「対人関係の問題」はないのである。もちろんそうした自己抑制的な姿勢が病気につながってきたわけであり、IPTはそのようなパターンを改善していくための治療法なのであるが、そう理解していない患者は「私には対人関係の問題などありません」と言うことが多い。あるいは、治療者との関係においても自分を殺してしまい、納得したような顔はするが、実際のところ全く納得していない、ということもある。

　私は「対人関係に問題がある」という言い方は絶対にしないようにしているが、「対人関係療法」という言葉から、確認もせずに「対人関係に問題がある人のための治療法」というふうに解釈する患者もいる。対人関係という治療焦点に難色を示す患者に対して、私がよく用いるのは、以下のようなコメントである。

> **IPT治療者の言い方の例**
>
> 　人間は社会的動物なので、誰でも身近な対人関係に影響を受けているものなのです。○○との関係の中で、相手にイライラしたり、ご自分を責めたりすることはありませんか。そういうとき、心には何らかの負担がかかっているもので、それが積み重なると症状を作り出すほどにもなるのです。この治療で、どういうときに自分にストレスがかかるか、それを防いでいくにはどうしたらよいかを、一緒に見ていきませんか。病気の治療には間違いなくプラスになることでしょう。

　このような言い方は、たとえば身体表現性障害のような患者にとっても有効である。患者の「身体症状」を否定するのではなく、実際に何かの病気があるのかもしれないけれども、ストレスによって症状は悪化するのであるから、そのストレスを減じることが「プラスになる」（解決になる、とは言っていない）というとらえ方は、身体表現性障害の患者であっても受け入れることができる。

> **IPT治療者の言い方の例**
> 　自分が「これはおかしい」「これはやめてほしい」と思ったときに、躊躇せずにスラスラと言えますか。自分だけが我慢してしまっていませんか。そうやって自分だけで問題を引き受けてしまうと、ストレスがたまって、病気につながるものです。ネガティブな気持ちを上手に伝える話し方を学んでいくのがこの治療です。

　おそらく、これが私が最も愛用している説明である。これはまさに、「対人関係には問題がない」と主張する人が、必死で努力してきたポイントを突いているものであり、効果は大である。「躊躇せずにスラスラと」などと言われて、胸を張って「はい」と答えられる人は、少なくともIPTが対象とするような病気にはならないだろう。

> **IPT治療者の言い方の例**
> 　うつ病（摂食障害）に対して、ちゃんとした効果があるとわかっている精神療法は、認知行動療法と対人関係療法だけです。どちらも良い治療法です。対人関係療法の場合は、うつ病（摂食障害）が治るだけではなく、日常の対人関係への対処の仕方も学ぶことができます。

　これは、理論派の人には良い説明となる。「高血圧に効果がある薬としては、〇〇と××がありますが、〇〇を飲むと、腎臓の機能も良くなるでしょう」と言っているのと同じである。納得してもしなくてもよいが、エビデンスのある治療法として試してみたらどうか、という言い方である。患者に対しては「納得は保留」という逃げ場を残してあげることができる。それでも、治療法を試すからには、対人関係問題領域の焦点を守る、という原則を守らなければ効果は期待できない、ということは確認しておく。薬を決められた通りに飲まなければ効果は期待できない、というのと同じことである。

> **IPT治療者の言い方の例**
> 　ご自分ではまだ対人関係のストレスということがピンとこられていないようですが、それは、うつ病になる方が、何でも自分の責任だと思い込んでおられることとも関係していると思います。その思い込みを手放していくことも、うつ病の治療においては重要です。まずは、身近な対人関係がどうなっているのか、そこから一緒に見ていきませんか。

これは、「すべては自分の責任」という姿勢の強い患者に向いている。このような説明をすると、うつ病という病気についての心理教育にもなる。

以上、私がよく用いる言い方を挙げてみたが、患者のタイプに合わせて参考にしていただければ幸いである。

(2)対人関係に焦点を当てることには合意しているが問題領域に賛成しない場合
①治療目標の設定を遅らせる
　これは、1セッションくらいなら許されることである。患者によっては、あることを咀嚼して受け入れるのに時間を要する人もいるからである。「私は治療焦点としてはこれが合っているのではないかと思いますが、○○さんはそうは思えないということですから、お互いに来週まで時間をかけて考えてみましょうか。その上で、もう一度話し合いたいと思いますが、いかがですか」というふうに言うとよいだろう。ただし、これを何セッションも続けることは合理的ではない。12～16回のセッションのうち、半分以上のセッションを目標への合意にあてる、などということは、現実的にはあり得ないだろう。したがって、次の2つの方法が参考になる。

②より大きな一般的な目標を設定する
　私が最もよく使うやり方である。治療者は夫との不和こそポイントだと思っているが、患者は配偶者との間にはたいした問題はなく職場の上司がすべて悪い、と思っているようなときには、以下のような言い方をしてみる。

> **IPT治療者の言い方の例**
> 患　者：夫は関係ありません。これは職場で起こった問題で、上司さえ変わればすべて解決するんです。
> 治療者：確かに、上司の方にはひどい目に遭ってこられたようですね。お話をうかがっていると、上司の方は、ご自分の機嫌に合わせて周囲を振り回しているようで、それに一番つきあわされてしまったのが○○さんのようですね。
> 患　者：そうかもしれません。上司に何を言われても平気で断る人もいました。そんな人の分も、私が引き受けてきたんです。
> 治療者：他の人との違いは何なんでしょうか。

患　者：さあ……。私は、人からどう思われるかが気になるんです。いくら嫌いな上司でも、「できません」と言ったらどう思われるか、評価が下がるだろう、と思ってしまうんです。
治療者：どうでしょう、そのパターンは、ご主人との間にも見られませんか。
患　者：夫との間ですか。でも夫は上司みたいな人ではないですよ。
治療者：たとえば、前回うかがったお話の中には、休日の過ごし方も、ご主人の好みに合わせている、というのがありましたよね。あまり関心のないアウトドア活動をしたり。職場がそんなに大変なわけですから、せめて休日くらいはご自分の好きなようにゆっくりされたらよいのでは、と思いますが、このあたりはどうですか。
患　者：そうですね……。そう言われてみればそうかもしれません。
治療者：それから、職場の話をご主人にあまりされていませんよね。
患　者：だって、主人も仕事が大変なわけですから、私の悩みなんて相談したら負担になるでしょう。
治療者：本当に負担になるのか、というのはちょっと疑問ですが、こんなに具合が悪くなってもまだご主人に遠慮されているというところも、人に譲ってしまうパターンの1つだと思いますが、いかがでしょう。
患　者：……そうなんでしょうか。先生がそうおっしゃるとそうかもしれないと思いますが、自分の話なんかで主人を煩わせたらいけないと思うんですよね。
治療者：今はうつ病ですから、そんなふうに思われるでしょうね。もともとそういう傾向はあったのかもしれませんが、病気になってからはそれがものすごく強くなっていると思います。さて、こうやって考えてくると、上司の方との間に起こっていることも、ご主人との間に起こっていることも、いろいろと共通点があるように思えるのですが、いかがですか。つまり、相手にどう思われるかが気になって、結局ご自分よりも相手を優先させてしまう、というパターンのようですが。
患　者：そう言われてみればそうかもしれません。
治療者：では、どうでしょう。確かに上司の方との関係は、大きなストレスになっています。こちらから見ると、ご主人にもっと助けていただけそうな気がします。どちらも「自分よりも相手を優先してしまう」という構造は同じですから、両方の関係を見ながら、そんなパターンを変えるように取り組んでみませんか。

こんなふうにセッションを続けていくと、要は夫との関係で安心できるようになることこそが本質なのだ、という方向に話が収斂していくことは多い。

③患者の優先事項を受け入れる

患者によっては、目の前の問題にパニックになっており、大きな視点で治療目標を考えることもできない場合がある。たとえば、高校生の子どもが飲酒して学校で問題になった、という母親の場合、そもそもは夫婦間の不和が発症のきっかけになっており、子どもの問題行動がうまく扱えないのも夫婦間の不和が背景にあるのだが、現在、母親は子どもの問題行動で頭がいっぱいだという事実は尊重すべきことである。そのような場合は、「確かにお子さんのことは、お母さんとしては大変ですよね。では、まずそのことからよくうかがっていって、どうやって解決したらよいかを相談していきましょう」というふうに対処すると、患者は自分のことを理解してもらえたと感じるだろう。そして、この話を進めていくと、必ず夫婦間の不和というテーマに行き着く。最初の段階で夫婦間の不和を焦点と定めていないのであれば、その時点で、治療焦点を改めて再定義することが必要になる。たとえば、「今まで、主にお子さんのことについて話し合ってきました。その中で、ご主人の役割がけっこう大きいことを確認してきましたよね。ここからの治療では、どのようにして、ご主人にもっと力になっていただくことができるか、ということに焦点を絞ってやっていきたいと思いますが、いかがですか。もちろん、お子さんの問題も、引き続きお話しいただいてけっこうです」などと言う。これは自然な流れとして可能なことである。

最初の段階で「そうは言っても、根本的な問題はご主人との関係です」などと言うことは、もちろんIPTではない。IPTで行うことは基本的に、共感と教育であり、解釈の押しつけではない。

⑩治療関係についての課題

IPTでは、治療の全経過を通して治療関係に心を配るが、特に初期には、信頼できる治療関係を築くことにかなりの力を注ぐ。患者に「信頼できる治療者だ」と思ってもらうことは重要である。この点について、詳しくは160ページを参照していただきたい。「初期の課題」をこなそうと一生懸命になってしまい、治療関係の構築に注意が払えなくなるようなことでは本末転倒である。

また、中期以降の治療関係を望ましく発展させていくために、以下の2点は抑えておいた方がよい。

治療関係についての説明をする

後述するが、特に「対人関係の欠如」の患者の場合などは、治療関係においてもつまずくことが多い。治療者に対するネガティブな気持ちは、治療からの脱落を招いたり、治療妨害を招いたりする。これを予防するために、私は契約の時点で患者に明らかな約束をしてもらっている。

IPT治療者の言い方の例

これはおかしいな、ちょっとわからないな、と思っても、相手に言えない、というのが○○さんの特徴の1つですよね（患者、うなずく）。実はそれは、私との関係でも起こり得ることなのです。できるだけそうならないように私も努力しますが、それでも、私が言ったことで、ちょっと違うな、と思ったり、わからないな、と思ったり、そんなことは無理だな、と思うことがあると思います。お願いしたいことは、そういうときに、教えていただきたいということなのです。これは、治療の一環と考えてください。何を言っても私は怒りません。そんな失礼なことを言う人はもう診ない、などとも絶対に言いません。いずれ、いろいろな関係で、適切な範囲で、そういうことが言えるようになっていただきたいと思っていますが、まずは一番安全なこの場で始めていただきたいのです。そうは言っても、今まで全くやってこなかったことですから、最初からペラペラお話しいただくということは難しいでしょう。最初の2〜3回は、たとえばお母さんを通して教えていただいたり、手紙を書いてきていただいたりしてもけっこうです。とにかく、そのままにしないでいただきたいのです。

私の立場から言わせていただくと、治療がずれてきているのにそれに気づかずに独りよがりな治療を進める、というのは、いかにも無能な治療者です。ずれてきているよ、ということを知らせていただくのは、私に対して親切なことだと考えてください。軌道修正して、効果的な治療に戻すことができるのですから。

一般に、治療者は「目上の人間」であると考える患者が多いので、「何でも言ってください」と最初に伝えておくことはとても重要である。後になって治療関係の問題が出てきたときに、「どうして不満を教えてくれなかったのです

か」と言われても、患者にとっては、治療者に対する不満を述べないというのは文化的にむしろ当たり前のことかもしれないからである。「何でも言ってください」と言ったのに対して「まだよく知らない先生なのに何でも言えるとは思いません」などと返ってきたら、「そうそう、そういうことを言っていただきたいのです。よくできましたね」と肯定する。（詳しくは161ページ参照）

● **患者が積極的に関わるように伝える**

これも、治療関係についてここで言及しておくべきことである。IPTは、特に中期には、患者主導の治療となる。それを、次のように説明しておく。

> **IPT治療者の言い方の例**
>
> この治療は、○○さんにとってそのとき一番気になっていることは何かがわからないと、効果的に進めていけない治療です。一番気になっていることが、症状と最も関係しているからです。残念ながら私は超能力者ではないので、○○さんが今一番気になっていることを読むことはできません。○○さんが教えてくださらないとわからないのです。ですから、そのときに一番気になっていることから順番にお話しいただくことを約束していただけますか。どんな話題でもけっこうです。ご自分にとって気になっていることでさえあれば、「良い話題」も「悪い話題」もありません。お願いしてよろしいですか。

焦点とする問題領域と、その中でめざす目標に患者が合意すると、初期が終わり、中期が始まる。もちろん、患者に「今から中期です」と言う必要はなく、治療者の意識を「中期」に移し替えるだけである。

初期のまとめ

IPTを行うことが診断上適切であると判断されたら、中期以降の治療を進めていくために、以下のことがらを十分に行う。

- 信頼関係の構築
- 医学モデルの説明、病気についての教育
- 治療の焦点化（患者の合意が必要）
- 治療関係についての説明

第4章

中　期

中期の課題

決められた問題領域に取り組む。

話し合われている出来事と治療関係に関連した感情をモニターする。

面接室の外で患者が行うことを練習する。

対人関係スキルを向上させるために特定の技法を用いる。

*それぞれの問題領域（悲哀、対人関係上の役割をめぐる不和、役割の変化、対人関係の欠如）については、この後に詳述する。いずれの問題領域を選ぶとしても、話し合われている出来事と治療関係に関連した感情を常にモニターすることは重要な課題である。繰り返すが、IPTは「現在進行中の対人関係上の出来事」と「気持ち」との関係に焦点を当てていくものだからである。また、治療目標を「面接室の外」に置くことはとても重要である。面接室は、「作戦を立てる場所」であって、生活の場ではない。技法については本章でも触れるが、詳しくは第6章で述べる。

1．中期セッションの全体的な進め方

❶「前回お会いしてからいかがですか」で始める

　この質問は、きわめて日常的で誰でもやっていることに聞こえるだろうが、実は大変重要な意味をもつ。それは、治療の焦点づけに関わることである。つまり、この質問でセッションを始めることによって、「このセッションで話すことは、前回のセッションから今日までの間に起こった、直近の過去のことについてです」ということを明確にすることになる。遠い昔の話をするわけでもなければ、難しい理屈を話すわけでもない、ということである。

❷ 気分を出来事に、出来事を気分に関連づける

　患者によっては、気分（症状）を答えるだろう。その場合は、それを出来事に関連づける。

> **IPT治療者の言い方の例**
> 治療者：前回お会いしてからいかがですか。
> 患　者：落ち込みがひどくて、ずっと死にたいと思っていました。
> 治療者：その気持ちは何が起こったあたりからひどくなりましたか。

　ここで、出来事をすぐに答える患者も多い（治療中盤以降はほとんどがそうなる）。しかし、「よくわかりません」「何もなかったと思います」と答える患者も、特に治療の初めの頃は多いだろう。
　そのような場合には、「具合が悪くなった日は、どんな日だったのですか」「朝から順を追って、その日のことを教えていただけませんか」「前日はどんな日でしたか」というように、治療者が出来事を拾い出さなければならないこともある。あるいは、「死にたいと思っていたときにずっと考えていたことは何で

すか」と聞くことによって、患者が気にしているのはどの出来事なのかが明らかになる場合もある。たとえば、以下の例である。

IPT治療者の言い方の例

治療者：その気持ちは何が起こったあたりからひどくなりましたか。
患　者：わかりません……。何もないと思います。とにかく、私の存在そのものを消してしまいたいんです。
治療者：存在を消してしまいたい、というときに、頭ではどんなことを考えていましたか。
患　者：私は主人に迷惑をかけている、母親としても何もできていない存在だと……。
治療者：そう思うような出来事があったのですか。
患　者：何もできていないのはいつものことなのですが、その日は子どもの成績表が返ってきて、びっくりするほど成績が悪かったんです。主人がそれを見て、眉をひそめたんです。主人は仕事をがんばっています。私は子どものことを見なければならないのに、こんな成績しかとらせることができないなんて母親失格だと……。

　ここからは、「眉をひそめた」という曖昧な非言語的コミュニケーションから結論を出している患者のパターンと、病者の役割をよく認識できていない状況が浮かんでくるだろう。IPTにとっては貴重な情報である。
　患者によっては、出来事を答える人もいる。その場合には、それを気分（症状）に結びつける。

IPT治療者の言い方の例

治療者：前回お会いしてからいかがですか。
患　者：妻とひどい喧嘩をしました。
治療者：その結果、症状への影響はどうでしたか。
患　者：自信がなくなりましたね。妻はやっぱり私のことを信頼していないんだ、と思いました。

　これを毎セッションで繰り返していくと、さすがに「対人関係問題」と「症状」との関連づけに患者は慣れてくる。これは、第1章で述べたIPTの目標の1つである「対人関係の出来事とうつ病の関連を理解する」ことにほかならな

い。毎回この関連づけをすることが、1つの重要なトレーニングになる。

❸ 大きな感情を伴った出来事について話し合う

　関連づけが終わったら、症状と最も大きな関連があると思われる出来事について詳しく話し合う。IPTは、全体に「詳細な調査 → 選択肢の検討 → 練習」という順で進んでいく。技法で言えば、「探索的技法・コミュニケーション分析 → 決定分析 → ロールプレイ」（第6章参照）ということになる。詳細な調査をしなければ、有効な対策は立てられない。したがって、「大きな感情を伴った出来事について話し合う」ということは重要な基礎となる。出来事の詳細、その中で患者が感じた気持ち、患者が下した評価などを含めて、できるだけ多くを聞き取る。

❹ 患者の成功をサポートする

　詳細を聞き取る中で、患者の成功体験が語られることもある。そのときにそれをほめることも重要であるが、再現可能なものにするために、「なぜこんなにうまくいったのか」を確認することも必要である。たとえば、Y子の例を見ていただきたい。

> **IPT治療者の言い方の例**
> 治療者：今回は難しい局面だったのに、自力でよくできましたね。ご主人もよく理解してくださいましたね。
> 患　者：そうですね。安心しました。
> 治療者：なぜ、ご主人が抵抗なく理解してくださったのだと思いますか。
> 患　者：……なんでだろう。いつもはもっと逃げ腰なんですけど。
> 治療者：今回のやりとりの中で、Y子さんは、ご自分の目的は、失敗してもいいから夫婦のコミュニケーションを深めてもっとお互いを理解できるようになることだ、ということ、そして、ご自分がご主人に何をしてほしいのか、ということを明確に伝えられましたよね。ご主人は何をしたらいいかわからないと逃げ腰になる、というパターンが過去に見られましたが、今回、ご主人がよくわかっ

てくださったのは、Y子さんが要点を押さえて説明されたことも大きいのではないでしょうか。
患　者：……そう言われてみればそうですね。ここで先生と、主人に何をわかってほしいのかをまとめたのが大きかったと思います。いつもの私だったら、「あなたは何もわかってくれない」と怒鳴りつけるか、無視するかのどちらかだったと思います。
治療者：こうやって要点を整理して、目的と希望をはっきりと話せば応えてくださるご主人だということがわかってよかったですね。
患　者：それは私も驚きました。

　この例は、セッションにおける検討の結果としてうまくいったというパターンだが、偶発的に起こった成功例についても、このようにパターン認識をしておくと、再現可能なスキルとなる。

5 うまくいかなかったことの理解を助ける

　一方、うまくいかなかったことについては、患者が本当に求めていたことは何だったのか、取り得る選択肢には他に何があったか、という観点から振り返り、理解を助ける。IPT治療者は評価を下さないのが基本姿勢であるから、もちろん患者を責めるような言い方はしない。「本当はそういうことを伝えたかったわけではないですよね」「それを伝えるためには他にどんな方法があったでしょうね」というふうに、温かく聞いていく。このプロセスは、技法としては決定分析（159ページ）になる。

6 問題領域に結びつける

　以上で得られたパターンを、治療で取り組んでいる問題領域に結びつける。たとえば夫婦間の不和を問題領域とするY子の場合には、以下のように言う。

> **IPT治療者の言い方の例**
> 　今まで、ご主人とは話にならない、と言ってこられましたが、こうやって何を期待しているのかをわかりやすく話すとやってくださる方のようで

すね。これから話し合いを進めていく上で、どういうふうにやったらいいかのイメージがつかめましたね。

7 ロールプレイ

患者の対人関係について詳しく調査をし、選択肢の検討を十分にしたら、本来どういうことができたか、次はどういうふうにできるか、ということを、ロールプレイ（160ページ参照）を通して確かめていく。

8 セッションのまとめ

その日のセッションで話し合ったことをまとめる。私の経験からは、このときに患者の進歩をできるだけ肯定的に評価すること、また、私のまとめが適切であったかどうかを次のセッションまでに考えてくることを伝えておくと効果的である。前述したように、患者によっては、その場で結論を出すことが難しく、咀嚼するのに時間が必要な人もいる。また、セッションのまとめを、実生活の中で改めて見つめ直すことで新たな発見を報告してくれる人も多い。

9 家での作業

認知行動療法とは異なり、IPTでは正式な「宿題」は出さない。しかし、限られた期間で特定の対人関係問題を解決する、という条件そのものが、宿題のようなものである。また、IPTでは、面接室はあくまでも「作戦を立てる場所」であり、実際にそれを試してみるのは面接室の外の実生活であるという位置づけを常に明確にする。したがって、治療そのものが「宿題」と考えることもできるだろう。

イメージしやすいように説明すると、CBTにおけるホームワークは「毎日の宿題」、IPTにおける宿題は「夏休みの宿題」に例えることができる。IPTでは、最初の契約の時点で大きな宿題を受け取り、それを毎回の面接の流れの中で自然な形で、その時々のペースでこなしていく、というイメージになる。夏休みの宿題と同じで、手をつける気にならないときもあれば、大きく進むときもあ

るだろう。ただし、期限はあるということである。治療外での作業は、その日の面接での探索・検討・練習の結果として「言ってみる」「聞いてみる」というような課題になることがほとんどで、ホームワークとして定められたことを実行するCBTとは異なる。

　それでも、セッションの最後に、次回のセッションまでにやってきてほしいことを特定することはある。特に「対人関係の欠如」の患者の場合には、次のセッションまでに必ず１本の電話をかけるなど、具体的に明らかにする必要があることも多い。その場合の「宿題」は、あくまでも、そのセッションでのコミュニケーション分析、決定分析、ロールプレイから開発した新しいスキルの「実験」としての位置づけとなる。そして、特定の問題領域についての取り組みの中で考える。また、患者個人に合わせたものとし、厳しく規定しない。「宿題」ができなかった場合も、単に「対人関係上の役割期待のずれ」と見ることができる。つまり、できなかったのは患者側の「失敗」ではなく、治療者側の「妥当でない期待」のためであった、という考え方である。私も、「宿題」を出すときには、以下のように言っている。

> **IPT治療者の言い方の例**
> 　ちょっとの不安は乗り越えて、できるだけ努力してみてください。それでもできなかった場合は、何かの理由があるわけですから、それを次回報告してくださればけっこうです。期待に応えられなかったから受診しにくい、などというふうには考えないでくださいね。私との間でよくコミュニケーションをとって期待を調整することも、治療で行っている作業の一部です。

2．対人関係の４つの問題領域

1 悲哀（Grief）

遅延した悲哀と歪んだ悲哀

　IPTの「悲哀」では、死別のケースのみを扱う。つまり、実際の「死」によって重要な他者を失った場合である。それ以外の喪失は「役割の変化」（113ページ）として扱う。重要な他者を失った場合、正常なプロセスとして悲哀反応（悲嘆、喪の仕事とも呼ばれる）が起こる。悲哀のプロセスの時期を大きくまとめると、「否認」（死を認めることができない）→「絶望」（あの人がいなければ自分は生きていけない、と落ち込む）→「脱愛着」（亡くなった人への愛着が適度に減じ、他の対象に心を開けるようになる）となる。このプロセスは、通常、2～4か月のうちに自然に落ち着く。悲哀のプロセスは生涯にわたって続くが、現実生活を支配するほどの強度ではなくなるということである。

　IPTで問題領域とされるのは、「異常な悲哀」である。これは、正常な悲哀が何らかの形で妨げられた結果として生じる。大きく分けると「遅延した悲哀」と「歪んだ悲哀」がある。「遅延した悲哀」というのは、「否認」で止まってしまっているものであり、本来の悲哀の時期よりも後になってから現れる。「遅延した悲哀」は、亡くなった人の命日や、亡くなった人が致命的な病の診断を受けた日付に現れることもある。また、最近の、より小さな喪失に関連して起こってくることもある。たとえば、近所の人が亡くなった、ということをきっかけにうつ病になったという人の場合、亡くなった人との関係性は、うつ病を引き起こすほどに重要なものではなかったかもしれない。そのようなときには、より以前に、まだ解決されていない悲哀があるのではないか、ということに注目する必要がある。

　「歪んだ悲哀」には、「悲哀」ではないように見える症状を呈する場合（身体症状など）や、「終わらない悲哀」などがある。後者は、通常であれば脱愛着に至るはずの時期であるのに、悲しみ続けることが仕事のようになってしまっている人のことである。こういう場合には、脱愛着に至ることについての罪悪感などがあることが多い。

　前者については、次のR子の例を見ていただきたい。

> **症 例**
>
> 　母子家庭の母親R子。働きながら２児を育ててきたが、数か月前に追突事故に遭った後、身体に変調を来たし、だるさが抜けず、締めつけられるような頭痛がしばしば起こり、疲れやすくなった。手足のしびれを感じることも多くなった。今までのようにバリバリと仕事ができなくなった。事故の後遺症かもしれないと言われて鎮痛剤などを処方されたが効果はなかった。こんなことでは子どもたちを養っていけない、と焦ったが、焦れば焦るほど体調は悪くなった。
> 　身体科で検査を繰り返し、最終的に精神科を紹介されてきたが、「私は心の弱い人間ではない。医者はうまく治療をすることができないから、精神的なものだと言い逃れをしているのではないか」と怒っていた。
> 　R子はうつ病と診断された。うつ病は「心の弱い人間」に起こる病気ではないこと、女手ひとつで子どもを育ててくれば誰でも疲れがたまってうつ病になり得ることなどを説明し、抗うつ薬の服用を了解してもらった。
> 　病歴聴取の中で、R子は夫と死別しており、夫は自殺したということがわかった。

異常な悲哀を見つける

表2　異常な悲哀を見つけるためのチェックリスト

- □ 度重なる喪失
- □ 死別期間の不適切な悲哀
- □ 死を認めようとしない行動
- □ 重要な日付に起こる症状
- □ 死につながった病気への怖れ
- □ 愛する人が亡くなったときのままの環境の維持
- □ 死別の時期の社会的サポートの欠如

　表2に、「異常な悲哀」を見つけるためのチェックリストを示す。悲哀について聞いていく場合には、特にこれらの点に注目していく。「死別期間の不適切な悲哀」とは、通常悲しみを感じる時期に十分に悲しまなかったような場合である。前述したR子の例はこれにあたる。「死を認めようとしない行動」とは、葬儀に出席しないなど、死そのものを否認するような行動のことである。また、「重要な日付に起こる症状」とは、命日や、亡くなった人が死につながった病

気の診断を受けた日に症状が起こる場合である。「愛する人が亡くなったときのままの環境の維持」とは、亡くなった人の持ち物を「片づけられない」というケースに典型的に表れる。あたかもその人が生きているかのように環境を保つことであり、これは死という現実の否認に他ならない。亡くなった人の持ち物を片づけていくことは、痕跡を消すようで辛い作業であるが、悲哀のプロセスにおいて必須の要素である。そこでは、過去の思い出だけではなく、「これはあの人にあげるはずだったのに」「これを着て○○に行くはずだったのに」というように、相手と一緒に過ごすことを思い描いていた未来も手放していくことになる。

「異常な悲哀」の場合には、低い自尊心と亡くなった人（との関係）の理想化が見られることが多い。たとえば、「あの人を失った私には何の価値もありません」「私たちの関係は世界で最高のものであり、あれ以上の関係はどんな場合にもあり得ません」というような言い方には要注意である。

「悲哀」の治療目標

悲哀の治療における目標は、以下の2つである。
(1)悲哀のプロセスを促進する。
(2)患者が興味や人間関係を再確立できるように助ける。

人によっては、第一の目標を達成するだけで、第二の目標も自然と達成できる場合もある。しかし、もともと「対人関係の欠如」の傾向が強く亡くなった人しか親しい人がいなかったという場合や、あまりにも長い間異常な悲哀によって引きこもっていたような場合には、第二の目標についても積極的に取り組む必要がある。この点については、後述する「役割の変化」（113ページ）と「対人関係の欠如」（126ページ）の方法が参考になると思うので、そちらをご参照いただきたい。

「悲哀」のセッションで行うこと

これらの目標のためにセッションで行うことは、表3の通りである。そのための工夫を以下に述べる。

表3 「悲哀」のセッションで行うこと

- 亡くなった人と患者の関係を再構築する。
- 死の直前、最中、後の出来事の順序と結果を明らかにする。
- 関連する気持ちを探る（ポジティブなものもネガティブなものも）。
- 感情が起こったら、面接室の中では黙ってそれを許す。
- 他人と関わりをもつ可能性を検討する。

①事実についての詳細を聞く

　悲哀のプロセスを進めるための目標は、患者の感情を十分に引き出すことに尽きる、と言っても過言ではない。ところがそれを直接行おうとしても大した成果はないだろう。「あなたの感情を話してください」と言って話せるような人は、とっくに話しているだろうし、うつ病になって治療を受けに来たりはしないだろうからである。

　感情を話してもらうための技法としては、「まずは事実について詳細を聞く」というやり方が役に立つ。患者はどのようにして死のことを知ったか、亡くなる前に患者が相手とした会話は何だったか、亡くなった人について患者は他人とどんな会話をしてきたか、亡くなる前に患者が相手に言っておきたかったことは何か、患者は死をどのように悲しんだか、というようなことである。

　「ご主人が亡くなったときにどう感じましたか」と聞かれて答えられない人でも、「ご主人が亡くなったことをどのようにして知ったのですか」と聞かれれば、答えることはできるだろう。それは単に事実の説明だからである。

②「当たり前の気持ち」を引き出す

　事実が引き出されれば、それにまつわる気持ちを聞くことができる。その際に役に立つのが、表4に示した「苦しい喪失をした人に典型的なテーマ」である。これらの典型的なテーマをあらかじめ頭に入れておくことは重要である。亡くなった人に対する怒りなどは、一般に「口に出しにくいこと」だからである。そんなふうに感じてしまう自分に罪悪感を抱いていることは多い。「どう感じられましたか」などという聞き方では、具体的な感情を拾うのは難しいだろう。私がこのようなときに愛用しているのは「先回り質問」である。表に挙げたような「典型的なテーマ」を頭に入れておき、「そういう場合には○○と感じる人が多いのですが、いかがでしたか」というような質問をするのである。こうすれば、「自分だけではないのだ」と、安心して気持ちを話してくれる人は多い。そして、患者が感情を表現した後には、必ずそれを「当たり前の気持ち」とし

て肯定する。治療者の反応がわからないと不安になり、「やはり話さなければよかった」と後悔する人が多いからである。

表4　苦しい喪失をした人に典型的なテーマ（「当たり前の気持ち」）
- 出来事が繰り返される怖れ
- 死を防げなかった無力さへの恥
- 亡くなった人への怒り
- 生き残ったことへの罪悪感
- 亡くなった人と同一化したり一体化したりすることへの怖れ
- 喪失についての悲しみ

　まずは事実を聞く、ということと、「当たり前の気持ち」を先回りして聞き出す、というやり方を組み合わせたR子の例を見ていただきたい。

症　例

治療者：ご主人について少しお話しいただけますか。
患　者：この前申し上げた通り、ずいぶん前に亡くなりました。
治療者：うつ病で、自殺されたのですね。
患　者：そうですけど……。そんなことも話さなければならないのですか。もうずいぶん前のことですし、今回のこととは関係ないと思いますけど。
治療者：そうかもしれませんね。でも、身近な人との間に起こったことは何でもうかがっておきたいんです。そういうことは、人間の心に案外大きな影響を与えるものですから。
患　者：そうですか。主人が突然亡くなって、私はそれから必死で生きてきましたけど、主人のことは私にあまり影響を与えていないと思いますよ。私はもともと前向き志向ですし、亡くなったことをクヨクヨ考えている暇もありませんでしたから。
治療者：小さなお子さんが2人いらっしゃるときに、ご主人が突然亡くなる、というのは、本当に大変な体験ですよね。前向きに、よくがんばってこられたと思います。でも、その中で、ご自分のことを労わる余裕がなかったことが、今回の病気につながっているのかもしれませんね。
患　者：それはそうかもしれませんね。でも、本当に余裕がなかったんで

す。自分のことなんていつでも後回しにしないと、生きてこられませんでしたから。
治療者：本当にそうだったのでしょうね。ご主人が亡くなったときのことについて、ちょっとうかがいたいのですが、**どんなふうにしてそのニュースを知られたのですか。**
患　者：……私が発見したんです。子どもを保育園に迎えに行って、家に帰ったら、主人が……首を吊っていたんです。
治療者：そうだったんですか。それは大変なショックでしたでしょうね。
患　者：……ショックと言うか……これは何なの、っていう感じで……。でも、とにかく子どもに見せないように、とか、どこに連絡しなければならないだろうか、とかすぐにそんなことを考え始めました。
治療者：ショックを受けている暇もなかったという感じですね。
患　者：本当にそうでした。
治療者：その頃のご主人はかなり具合が悪かったんでしょうか。
患　者：ええ……。うつ病ということで、ずっと仕事を休んで家にいました。もともとはしっかりした人だったのですが、自信をなくして、愚痴っぽくなっていました。そんな彼を見ているのも嫌だったし、私は彼の代わりに稼がなきゃ、と思って、仕事を始め、忙しくなっていました。
治療者：そうですか。すると、忙しさはご主人が亡くなる前からだったのですね。
患　者：ええ……。でも、病気の主人であっても、いるのといないのとでは全然違います。それに、私は彼が死ぬなんて、全く思っていなかったんです。病院ではうつ病は治る病気だと言われていましたし……。
治療者：いつかはご主人が回復して、またいろいろと責任を担ってくださると思っていたのですね。
患　者：そうです。
治療者：それなのに突然亡くなってしまって、**ちょっと裏切られたように感じませんでしたか。**
患　者：……そうですね。感じました。「何なの？」って思いました。あなたが治るまで、と思ってがんばって家事も育児も仕事も全部やってきたのに、と裏切られたように思いました。
治療者：ご主人が治るまで、と思ってがんばっていたのに、突然相談もな

く命を絶たれてしまったのですから、**裏切られたように感じて当たり前ですよね**。こういうことを人に話されたのは初めてですか。
　患　者：はい。今こんなふうに普通に話していて、不思議な気がします。

③患者を安心させる

　患者が悲哀のプロセスを進めないのは、それが不安だからである。直面してしまうと自分は悲しみに耐えられないのではないか、罪悪感に押しつぶされてしまうのではないか、という不安が、プロセスを進めることを躊躇させる。症例R子の場合も、そんな感情に振り回されてしまったら子どもたちを育てていくことができない、という強い怖れがあったのだろう。それで、今まで感情に直面しないようにしてきたのである。

　悲哀のプロセスを進めるためには、患者を安心させることが重要である。その1つの方法が、すでに述べたように患者の感情を「当たり前の感情」として正当化していくことである。人生の末期に、言動が支離滅裂になったり妄想的になったりする人は少なくない。そういう人を看護することは心身ともに消耗し傷つくものであり、「死んでほしい」と願うことも少なくないものである。ところが、そのような気持ちは、誰かに伝えることがとても「危険」で恥ずかしいことに感じられる。そういう人に対しては、前述した「先回り質問」をして、「それだけ大変だと、むしろ死んでくれればと思う方も多いのですが、いかがでしたか」というふうに聞くことができるし、気持ちが表現されたら、「多くの方がそうおっしゃっています。この時期にはむしろ当たり前の感じ方なのでしょうね」と安心させることが、さらなる有意義な話し合いにつながっていく。

　また、感情はしょせん感情に過ぎず、安全な場で表現すれば落ち着いていく、ということを説明することも重要である。私はよく、「感情というのは、どんなに強いものでも、口から出して人に伝えることで必ず弱まるものです。一時的には強まったように感じられるかもしれませんが、長い目で見れば、こういう場所で表現していただくと、必ず落ち着いてくるものです。ご自分の中に抱え込んでいると、逆にどんどん大きくなっていくのです」と説明している。

　また、IPTのエビデンスを強調することも、人によってはよいだろう。「こんなことを話して、かえって具合が悪くなるのではないかとご心配かもしれませんね。でも、これは対人関係療法という、効果が確認されている治療法の重要な要素なのです。こうやって、辛い気持ちを打ち明けていくことによって、今までも多くの方たちがうつ病を治してこられました」といった説明で、先が見えて安心する人もいる。

「悲哀」の治療を進めていく際には、相手との関係を再構築する必要があり、そこには、関係性のポジティブな面もネガティブな面も振り返る、という作業が不可欠である。ところが、亡くなった人との関係性のネガティブな側面を話すことに抵抗を感じる人もいる。特に相手を理想視することで、悲哀のプロセスを止めてしまっているような場合である。「死んだ人のことは悪く言いたくありませんから……」と口をつぐんでしまうような人に対しては、「実は、亡くなった方との関係も、生きている方との関係も同じなのです。悪い面を見ないようにしようとすると、かえって関係がぎくしゃくしてしまいます。どんなすばらしい関係にも、少々の問題はあるものですから、すべてをお話しいただいて、いろいろな角度から見ていけば、亡くなった方のことをもっと好きになると思いますよ」などと言って安心させる。つまり、ネガティブな側面の振り返りは死者を冒涜するものではなく、むしろ敬意を払うことになる、という文脈で説明するのである。

　このように見てくると、治療者がここで果たしている役割は、以前だったら地域のコミュニティが果たしていたものだということに気づかれるかもしれない。人が亡くなると、喪の期間があった。親戚や近所の人など、亡くなった人をよく知る人たちが集まり、一緒に悲しみ、いろいろな思い出話をした。その中には、「まあ、酒癖は悪かったけれど、根は優しい人だったね」などと、ポジティブな面とネガティブな面を振り返るような会話もあっただろう。「異常な悲哀」を考える上での１つのヒントが、死別期間のソーシャルサポートの欠如であることは表２に示したが、治療者の役割の１つは、いくらかの専門性をもって、ソーシャルサポートの代わりとなることであると言えるかもしれない。
　その「専門性」を発揮しているのが、次のＲ子の中期のセッションである。

症　例

患　者：私は主人のことを悪く言う資格なんてないんです。
治療者：どういう意味でしょうか。
患　者：主人が仕事もせずに悲観的なことばかり言っていて……私は仕事も家事も育児も１人でやらなければならなくて……イライラして、主人に辛く当たってしまっていたんです。
治療者：……。
患　者：主人が亡くなった日の朝も……。
治療者：……。
患　者：……。

治療者：亡くなった日の朝も、イライラされていたのですか。
患　者：はい……その頃、ストレスがピークだったんです。その朝は、子どももぐずって、仕事に遅れそうだったし、本当にイライラしていたんです。
治療者：……。
患　者：それなのに、主人が、「君は元気そうでいいよね」みたいなことを言い出したので、イライラして、「あなたがそんなだから、私は元気なふりをしてがんばっているんじゃない。もう限界よ」と言ってしまったんです。
治療者：そうでしたか。
患　者：私が殺したんです。私があんなことを言わなければ、主人は自殺しなかったんです。（泣く）
治療者：……ご家族の自殺というのは、とても辛いもので、多くのご家族が同じように感じられるのですよね。自分がもっと優しく接していれば防げたに違いないと。そうしてご自分を責められるのですよね。そのお気持ちはよくわかります。でも、うつ病の自殺というのは、症状の1つであって、いかに愛情のあるご家族でも防げないときがあるのですよ。
患　者：でも、私の場合は、本当にきついことを言ってしまったんです。その時点で主人に愛情があったかどうかもわからないくらいなんです。
治療者：うつ病のご家族がいると、いろいろな気持ちが起こってくるので、愛情が失われたように感じることもありますよね。特にR子さんのように、ご主人に代わって全責任を担わなければならなくなった方の場合は、本当に大変ですよね。
治療者：……ええ、本当に大変でした。

　R子は、夫をうつ病による自殺という形で失っている。3ページで述べたように、うつ病が長引くと、うつ病についての教育をきちんと受けていない家族の場合は怒りを感じることが多く、自分の一言が自殺の引き金を引いた、とR子のようにとらえている人は少なくない。そのような場合には、自殺ということについての教育を専門的に行うことができる。また、R子の例では、人がうつ病になったときの周囲の反応についても知識を与えており、それがR子を「安心させる」効果を生んでいる。

「悲哀」で用いる技法

　IPTの技法については第6章で改めてまとめるが、「悲哀」で特に出番の多い「受容的沈黙」について、ここで述べておく。

　R子との会話でも、「……」という箇所が多いが、これは悲哀のセッションではよく見られることである。患者はかみしめるように話をすることが多く、治療者が先を急ぐことは百害あって一利なしである。また、「いっそ死んでもらいたいと思いました」と患者が話したり、実際に首を絞めようとして手をかけた、などという話が語られたりすることも多い。そういうときに驚くことは禁物である。患者にとって、表現することが危険だと感じられる環境になってしまうからである。「そう思われても当然ですね」とコメントするのも1つの技法であるが、あまりにも乱発するとかえって白々しくなってしまうので、単に落ち着いて黙っているだけでもよい。それが「受容的沈黙」である。治療者が当たり前のように、共感的な雰囲気で黙っているということは、「話しても大丈夫ですよ」というメッセージになる。安心させることが重要なので、非言語的であっても、くれぐれも「驚き」を伝えないでいただきたい。

　なお、沈黙していて患者が話しにくそうなときには、太字部分のように、話の流れを損ねない形で一言はさんでみるのもよいと思う。特に、患者が罪悪感からさらなる話を躊躇している場合には、その一言が弾みになるだろう。

　その他、「悲哀」の治療で、なかなか事実を語ってくれない人の場合は、アルバムなど思い出の品をもってきてもらったり、亡くなった人との共通の友人と一緒にそれらを見てもらったりすることも1つの工夫である。いやでも感情が出てくるからである。感情が出てくることに対して治療者が不安を感じないようにすることは重要である。安全な環境で感情が表現されれば、悲哀のプロセスは前に進むということを常に頭に置いておきたい。

「悲哀」のまとめ

- 「異常な悲哀」を見つける。
- 事実を詳細に聞き、患者を安心させ、「当たり前の気持ち」を引き出すことによって、悲哀のプロセスを先に進める。
- 驚いたり先を急いだりしない。
- 説明した技法：「受容的沈黙」

❷ 対人関係上の役割をめぐる不和 (Interpersonal Role Disputes)

　患者と重要な他者が互いの役割について抱いている期待がずれており、それによる不和が病気の発症（うつ病など）や維持（摂食障害など）につながっている場合、問題領域として選ばれる。何らかの不和はあらゆる人が抱えているものであり、不和があれば即問題領域に選ばれるというわけではない。病気との関連が明確だと思われるときにのみ選ぶ。なお、「不和」という訳語は強い響きを持つので、患者に説明するときは「不和」という言葉ではなく「不一致」「ずれ」などの言葉の方が妥当であろう。患者自身が使っている言葉を尊重するのも重要で、「うまくいっていない」という言葉を患者が使っているのであれば「うまくいっていないということですが、そこからくるストレスを改善するために……」というように話していくとよい。

　不和が行き詰まったり反復したりしており、改善の見込みがほとんどない場合、患者は自尊心を失い、その不和をコントロールすることができないと感じるのみならず、人生をうまくやっていくことができないと感じる。つまり、「学習性無力」のような状態に陥るのである。不和を長引かせる典型的な特徴としては、患者の無力感、貧弱なコミュニケーションの習慣、本当に歩み寄れない相違などがある。

　このうち、コミュニケーションは特に重要なポイントである。ずれを解決するための手段がコミュニケーションだからである。コミュニケーションが貧弱だと、自分の期待も正確に相手に伝わらないし、相手が何を考えているのかも本当のところわからない。自分の期待をどのように修正すべきかも知ることができないのである。コミュニケーションが貧弱だと、たいしたずれでもないものが大きな不和となることもある。また、コミュニケーションを尽くしていくと、もともと期待のずれなど何もなかった、ということが明らかになることすらある。コミュニケーションについて、詳しくは後述するが、自分の希望をきちんと伝えることと怒りを適切に表現することが苦手だという点が多くの患者に共通する特徴である。たとえば、うつ病患者は自分の希望を伝えないことも多いし曖昧で誤解される形で伝えることもある。怒りは基本的に表現しないことが多い。対極にあるかのように見える（実際は違うが）境界性パーソナリティ障害の患者は、やはり自分の本当の希望を伝えることができず、怒りは普段は抑え込んでいて時々すさまじい形で爆発させるのである。どちらも、形は違うが、課題は同じであると言える。

不和を見つける

　臨床研究や臨床経験からは、うつ病において最も多く見られる問題領域の1つが配偶者との不和であることが知られている。だが、実際の臨床では不和の認識は難しいことがある。それは、うつ病患者はすべての責任が自分にあると思っているためである。自分の感じている問題を、関係性の問題とか、相手の問題として意識することができないのである。典型的には、「でも、我慢できない私が悪いんですから」「私の努力が足りないだけです」などと語られる。

　対人関係質問項目を進めていく際には、語られたことと共に、「省かれた」ことにも注目する必要がある。不十分な説明、過度に理想化された説明は要注意である。たとえば、「ご主人はどんな方ですか」と尋ねたときに、「普通の人です」と言って先に進んでしまう場合や、「非の打ち所がない人です」などと言うような場合には、そこに何らかの不和が潜んでいる可能性を考えておいた方がよい。

　ただし、「その説明は変ですね」などと指摘するのは、もちろんIPT治療者の姿勢とは反する。不自然な説明も、その時点の患者にとっては最大限の説明なのだろうと受け入れる。その代わり、以下のように、不和を明らかにしていく。

IPT治療者の言い方の例

患　者：一番困っているのは子どもの不登校なのです。自分は母親失格だと思います。

治療者：不登校はいろいろな意味で大変ですよね。ご苦労が多かったと思います。どんなふうに対処されてきたのですか。

患　者：最初は無理やり行かせようとしました。でも、かえって逆効果だったみたいで、子どもはパニックになると私に暴力をふるうようになりました。今はどうしたらよいかわかりません。

治療者：ご主人はどんなふうに関わっておられるのですか。

患　者：主人は仕事が忙しいですから……。

治療者：助けてくださらないのですか。

患　者：助けてくれない、というのではなく、できるだけ迷惑をかけたくないんです。

治療者：でも、お子さんが不登校だということくらい、ご主人もご存じですよね。

患　者：知っているとは思いますが……。
治療者：いくらお仕事が忙しくても、お父さんなのですから、何らかの形で関わっていただくのが当たり前なのではないでしょうか。
患　者：そうなんですか？
治療者：ご主人も、お子さんのことは心配されていると思いますよ。どのようにすれば力になれるか、知りたがっているかもしれませんね。
患　者：そうでしょうか。主人は本当にそういうことに関心があるのかな、と疑問に思うときがあるんです……。

「対人関係上の役割をめぐる不和」における治療目標

「対人関係上の役割をめぐる不和」の治療における目標は、以下の通りである。

- 不和とその段階を見極める。
- 選択肢を探り、行動計画を選ぶ。
- 満足できる結果が得られるように、期待を修正したり問題のあるコミュニケーションを修正したりする。

これらをどのように達成していくのかを、以下に述べていく。大きな流れを述べると、「現状についての詳細な調査 → 選択肢の詳細な検討 → 練習」ということになる。この流れは、「不和」の治療においては、治療の進め方そのものということになるが、小さな治療上のプロセスとしては、他の問題領域であっても、IPT治療の随所に見られる。より簡単に言えば、「気持ちをよく聞く」→「どうしたいか、どうすることができるかをよく検討する」→「することが決まったら、試してみるだけの自信がつくよう、練習する」ということである。

不和とその段階を見極める

対人関係上の役割をめぐる不和には、次の3つの段階がある。どの段階にあるかを見極めてから、戦略を立てる。

再交渉	行き詰まり	離別
再交渉とは、関係性を変えようとして努力をしているが、それが効果的でないという場合である。喧嘩も１つの例である。効果的なコミュニケーションであれば、自分の言い分を相手に伝えることによって解決に向かうが、効果的でないと、伝えれば伝えるほどお互いを傷つけることになったり、自分側の不満が強まったりすることになる。	行き詰まりとは、再交渉をやめてしまっている状態のことである。典型的には「どうせ言っても変わらない」「状況を改善しようとすることに疲れた」というような形で表現されるような状態である。「家庭内別居」もこの１つの例だろう。和解にも離別にも進めないまま、不和は明らかに行き詰まっている。	離別とは、どちらかが関係の解消を決意している、あるいはあまりにも期待の隔たりが大きく埋めることができない、というような状況で、関係の維持が不可能であるが、別れるために何らかのサポートを必要としている場合である。つまり、別れるべき状態にあるが、別れられていない、という段階のことである。

「役割期待」と「コミュニケーション」の２つのレベルで考える

　不和は「役割期待」と「コミュニケーション」の２つのレベルで見ていく。お互いへの期待が妥当なものであるかどうかを検証することと、それを伝えるコミュニケーションが効果的であるかを検証していくことは、どちらも重要な課題である。そして、満足できる結果が得られるように、期待を修正したり問題のあるコミュニケーションを修正したりする。

　「役割期待」を修正する、といっても、「相手に対する期待を変えられませんか」などと直接的に聞くことは絶対にしない。これではまるで、患者の現在の期待がおかしいと言っているようなものである。そして、すでに自分を責める傾向の強い患者は、「ああ、やっぱり多くを期待してしまう自分が悪いのだ」とさらに自分を責めるだろう。期待の修正は、コミュニケーション分析などの中で行っていく。相手はなぜそんなことを言ったと思うか。相手はなぜそんなことをしたのか。相手はなぜ約束を守れなかったのか。こうしたことについての患者なりの推測を整理し、実際に相手に確認してもらうと、そこには患者が描いてきたストーリーとは異なる現実があることが多い。そんなやりとりの中で、患者は自ら、相手への期待を変えていくものである。治療者の役割は、そのプロセスをファシリテートすることであり、「期待を変えられませんか」などと迫ることではない。

　「対人関係上の役割をめぐる不和」の改善の仕方は、（１）患者（と／か）相手の期待と行動が変化する、（２）患者の態度が変化してより受容的になる、（３）関係が満足できる形で解消する、のいずれかである。これらのうち２つ以上

が同時に起こることもある。いずれも期待の変化や明確化を伴うものであるが、その中でコミュニケーションが果たす役割も大きいであろうことは容易にイメージできるだろう。

治療者は特定の方向に患者を導かない

なお、治療者は特定の方向に患者を導くことは決してしない。「夫婦不和の解決」イコール「夫婦が円満に添い遂げること」ではないのである。「円満な別れ」も1つの立派な選択肢である。夫婦に子どもがいれば、夫婦関係の解消後にも子どもの親同士としての円満な関係を維持することは、限りないプラスになるだろう。子どもがいない場合でも、憎み続けるよりははるかに健康に貢献する。いずれにしても、決めるのは患者本人であり、治療者の役割は、患者が悔いのない選択をできるような環境を作ることである。

Q 夫婦間不和をもつ患者を「特定の方向に導かない」ためには、最初から「離婚」という選択肢も呈示した方がよいのか？

A もちろん、治療ではあらゆる選択肢を自由に考えていくという姿勢を示すのはよいのだが、「離婚」という言葉がもつ響きにショックを受ける人もいる、ということを忘れてはならないと思う。患者が「離婚」という言葉をすでに用いているのなら、こちらも使ってよいかもしれないが、そうでない場合、あまりにも刺激の強い言葉は、安心できる治療関係を築く妨げになることがある。

私は以下のように言うことが多い。

IPT治療者の言い方の例

これから、ご主人との関係をよく見ていきましょう。お互いに相手に何を期待しているのか、それをどういうふうに伝えてきたのか、お互いに相手の期待を理解できているのか、そもそも相手への期待は妥当なものなのか、といったところを見ていきます。そして、ご自分の期待を十分に伝えられるように、治療の中でいろいろと工夫していきましょう。その結果、○○さんがどうしたいと思うようになるかは、今の時点ではわかりません。でも、どんな結論が出ても、ご自分の気持ちを十分に整理して伝えた後であれば、納得できる結果になると思いますよ。

時には、患者側が「夫婦間不和に取り組む」イコール「仲良くしなければならない」と思い込むこともある。

たとえば、夫との不和が問題領域になったV子のケースである。

> **IPT治療者の言い方の例**
>
> 治療者：ご主人も「すぐに解決に走る」というご自分の問題点がわかったようですから、話し合いを再開して、また微調整していきましょう。次回までに、V子さんが心配なことについて、1つでもご主人と話してきていただけますか。今回はちょっと話してみるだけでいいです。
>
> 患　者：私は主人と親しくする気になれないんですけど、それでも話さなければならないんですか。
>
> 治療者：そうですね。これは親しくするためにやっていただくのではなく、治療法の一部なのです。このやり方は治療法として必ず効果がありますから、お子さんのために病気を治そうと思われているのであれば、やってみていただけますか。
>
> 患　者：……努力はしてみます。

実際に、V子はその次の面接の前の晩に、夫と話し合いをもった。最初の頃は、治療の直前まで話し合いを引き延ばし、義務感から嫌々やってくる、という患者が多い。だが、成功体験を積み重ねるにつれて、治療の後半にもなると、面接が終わった日のうちに話し合う、というように変化してくる。

V子の場合は、「治療法」という点を強調することで、「親しくしなければならない」という思い込みを訂正することができたが、中には、より詳しく説明する必要のある人もいる。

母親との不和を抱えるQ子の例を見ていただきたい。

> **IPT治療者の言い方の例**
>
> 治療者：お母さんとのやりとりがかなりのストレスになっているようですね。
>
> 患　者：母は頭がおかしいから、しょうがないんです。あの人は変わりません。
>
> 治療者：そのストレスが、病気の症状にも関係しているようですね。同居はしばらく続けなければならないようですから、少しでもストレ

患　者：スが減らせるように治療で取り組んでいくのはどうでしょうか。
患　者：母と和解するっていうことですか？　そんなことできません。母は子どもの頃、私に本当にひどいことをしたんです。母と和解しなければ治らないなら、病気なんか治したくありません。
治療者：言葉が足りなかったですね、すみません。和解のことを言っているわけではないのです。ある意味では、今、Q子さんは完全にお母さんに振り回されてしまっていますよね。お母さんの機嫌が良いときはちょっと期待してみたり、すぐ後に裏切られたと感じたり。お母さんが家にいると緊張するし、家にいなければリラックスできるし。Q子さんは本来、ご自分のペースを大切にされる方なのに、そうやって人に振り回されるのはものすごいストレスになると思うのです。そういうパターンを見ていくことで、他の人間関係にも応用して自分のペースを守れるようになれば、病気につながるストレスがぐっと減ると思うのですが。
患　者：確かに、対人関係全般に、私にはストレスです。上手にできないんです。
治療者：そのための参考材料としてお母さんとの関係を見ていきたいと思うのですが、いかがですか。この治療の主役はあくまでもQ子さんです。親子治療ではないのですから。
患　者：和解が目的ではないんですね。それさえはっきりすれば、やってみます。

こうして導入した症例であるが、母親との関係改善を目的とした治療ではなかったにもかかわらず、実際に母親との関係は飛躍的に改善した。

「対人関係上の役割をめぐる不和」の治療におけるポイント

■不和を関係者の「役割期待のずれ」として理解するように患者を助ける

不和がある場合、「相手が不誠実だ」「私の努力が足りない」というふうに、評価を下す態度を示す人は多い。しかし、このような姿勢では解決につながらない。不和のあるところには、必ず「役割期待のずれ」がある。自分が望む役割を相手が果たしてくれない、自分が望んでいない役割を相手が引き受けてしまう、相手が自分に望む役割が自分が望むものとは違う、というときに対人ストレスは生まれる。このように「役割期待のずれ」として見ることができれば、

期待を修正したり、伝え方を再検討したり、あるいは関係を解消したり、というふうに、解決に向かって進むことができる。

　実は不和を「役割期待のずれ」として理解するよう努力が必要なのは、患者側だけではない。治療者にもそういう努力が要求されるような場合がある。治療者が、何やら裁判官の役をやってしまうようなときである。特に夫婦同席面接などでは、患者側からこれを求められることも多い。「どっちが正しいんですか、先生？」というような具合に、である。ここで答えてしまうと、治療者は患者に振り回されるようになり、治療焦点を維持できなくなる。信頼関係にも影響する。「どっちが正しいんですか」と聞かれたときにも、そのまま自分の考えを答えるのではなく、「答えを出す前に、まず、お二人の期待を整理してみましょう」というふうに、本来やるべき仕事に留まる必要がある。それでも「正解」を求めて迫ってくる患者には、きちんと説明する必要がある。

> **IPT治療者の言い方の例**
>
> 　そう聞きたくなる気持ちもわかりますが、これだけの情報では、私にもよくわかりません。それぞれがなぜそのようなことをおっしゃったのか、もっと詳しく見ていきましょう。それに、ここは裁判所ではないので、何が正しいかを決めるところではなく、どうすればお二人がもっと気持ち良くやっていかれるか、そしてその結果として○○さんの病気がどれだけよくなるか、ということを見ていくところです。ご自分にとって気持ちが良いということがわかるのは、私ではなく、ご本人ですよね。

■患者が自分自身の期待を理解できるよう助ける

　不和を関係者の「役割期待のずれ」として理解するための第1歩は、患者が自分自身の期待を理解できるよう助けることである。自分が何を期待しているのかをわかっている患者は案外少ない。ただ、いきなり「それであなたはどうしたいんですか」などという聞き方をすると、侮蔑的にすら響くことがある。また、そういう質問をすると、「べき論」を答える人がいるので要注意である。

　IPTは、探索的技法、コミュニケーション分析、感情の励ましといった技法を通して、患者が本当はどうしたいのか、ということを一緒に見つけていく治療法である。その際の指標となるのが感情であり、いくら本人が「○○であるべき」と言っていてもネガティブな気持ちが強い場合は本当の期待に反していることが多い。

■患者が相手の期待を理解できるよう助ける
　これも同じく重要なことである。相手の期待を確認していない、誤解したまま思い込んでいる、という患者は多い。役割期待のずれを扱う上では、いろいろな技法を使って、相手の期待を理解できるように努めていく。しかし、必要なのは「理解」であって、必ずしも理解したものを受け入れる必要はない。相手の期待が自分には不適切だと思えば、修正のための交渉をしてもよいし、関係を解消するという選択肢もある。

不和のそれぞれの段階での戦略

■〈再交渉〉の段階での戦略
　再交渉の段階にある患者に対しては、「より効果的なコミュニケーション」ができるようにしていく。不和を「期待のずれ」として見ることができるようになれば、これは半ば達成されたようなものである。コミュニケーション分析、決定分析、ロールプレイの繰り返しが有用である。つまり、どんなコミュニケーションをしているかをよく調べ、どうすればより効果的なコミュニケーションになるかをよく検討し、それを一緒に練習していくのである。

■〈行き詰まり〉の段階での戦略
　行き詰まりの段階にある患者に対しては、「再交渉」の段階に移行させることが最初の戦略である。「再交渉」になれば、後は通常の再交渉と同じように扱っていくことができる。何らかの形での「再交渉」を経ずに関係解消に進むことは適切ではない。後になってから、「あのときもっと努力しておけば……」という後悔や罪悪感を生むことになるからである。
　なお、「行き詰まり」を「再交渉」に移行させる上で注意すべきことがある。それは、不調和が増す、ということについてである。「行き詰まり」の人たちの場合、それまで、目に見える形での不和はなかったわけであるから、交渉を再開させると、一見「事態が悪くなった」ように見える。そして、治療の行く末に不安を感じて勝手に治療をやめてしまうこともあるし、治療に身が入らなくなることもある。周囲からも「この治療はおかしいのではないか」と言われる可能性があり、それはますます患者の不安を増すだろう。
　これに対しては、あらかじめ伝えておくのが最も安全である。

> **IPT治療者の言い方の例**
>
> これから、お互いの期待を明らかにして話し合っていくと、今までにはなかった問題が感じられるようになると思います。今まで見ないようにしてきた問題を見ていくわけですから。話し合いを始めない方がよかったのではないか、と思う時期も来ると思います。でも、実際にはそれは前進している証拠で、そこを抜ければ、とてもすっきりして、やっぱり話し合ってよかったと思えるようになりますよ。それに、どんなときにも、1人で我慢しなければならない、ということはありません。辛いと感じるときは、いつでも教えてくださいね。その時点で何が起こっているのかを一緒に振り返ることができれば、治療の中でどこまで進んできたかも確認することができると思います。

夫婦同席面接をしていなかったV子の場合は、このような「予言」を夫にする機会がなかったので、夫の自信喪失につながってしまった。再交渉をしていくと、特に患者のネガティブな認知のために、「そんなつもりで言ったのではないことを否定的にとらえられてしまう」という体験を相手が繰り返すことになり、話す自信を失ってしまうことがある。V子の夫も、「ちょっと話すと全部誤解されてしまうから、話をしない方がいいのかもしれない」と言い、そのまま話さなくなってしまった。第8セッションでのことである。この手の問題は、再交渉が活発になってきたこのくらいの時期に起こりやすい。

このことをV子から相談されたときの対応は、以下の通りであった。

> **IPT治療者の言い方の例**
>
> 患　者：主人が自信をなくしてしまって、黙り込んでしまったので、どうしようという感じなんです。
> 治療者：それは困りましたね。でも、よく起こることなので、大丈夫ですよ。前進している証拠です。ちょっと振り返ってみましょう。ここまでの治療でV子さんはずいぶん進歩したように見えるのですが、ご自分ではどんな進歩を感じておられますか。
> 患　者：話し合っていけば理解できることもあれば喧嘩になることもある。もともと、そういう関係が私の理想なんです。私が病気になる前は、お互いの深いところには触れずに表面的に仲良くしていた感じで、それを考えると、今は話ができている分、違うと思います。
> 治療者：つまり、V子さんにとっての理想の関係に近づいてきたというこ

とですね。
患　者：そうですね。
治療者：それは、症状の改善にもつながっているようですか。
患　者：うーん、そんな感じもするけれども、まだはっきりしません。
治療者：V子さんのお酒をご主人は心配していましたが、ご主人と深い話し合いをして、わかってもらったと思った後にも飲んでしまうことはありますか。
患　者：……ああ、それはないですね。
治療者：では、そのことを伝えてみたらどうですか。今まで、ご主人が真剣に向き合ってくださったので、V子さんのアルコールの症状にはすでに効果が出ている、ということを、です。
患　者：はい。
治療者：それから、ご主人にも伝えていただきたいのですが、これは話し合いを始めると、誰もがぶつかる壁なのです。前に進んでいる証拠です。そして、この壁を突破すると、本当に自信がもてるようになるのです。

「誰もがぶつかる壁」と聞いた夫は安心して、V子の治療はそれまで通り続けられ、16回のセッションで寛解に至った。

なお、「どのようにして行き詰まりの患者を動かすことができるのか」という質問をよくいただく。特にうつ病の場合には、悲観的・絶望的認知も手伝って、行き詰まりから脱出する勇気をもつことは難しくなるし、治療者も自信を感じられないだろう。

それに対しては、いくつかの工夫がある。まず、患者はなぜ動けないのか、ということをよく理解することである。自分の気持ちを話すことによって何が起こることを心配しているのか。次の症例を見ていただきたい。

IPT治療者の言い方の例
治療者：今のようなことをお母さんに話してみる、と考えてみるとどうでしょう。
患　者：……はあ……。
治療者：ちょっと難しそうですか。
患　者：……はい……。

治療者：どのへんが気になりますか。
患　者：……昔はよく母に話していたんです……でも、母も一緒に落ち込んでしまって、やっぱり話さなければよかった、と思ったことが多くて……。
治療者：なるほど、そういうことがあったんですね。そうしたら、話すのにも慎重になってしまいますね。どういうふうに聞いてあげたらよいのかがわからないと、ただ一緒に落ち込んでしまう、というのはよくあることですね。
患　者：……はあ……。
治療者：では、今度お話しするときは、どういうふうに聞いてほしいのかをはっきりさせて話してみましょうか。
患　者：……はあ……。
治療者：L子さんは、お母さんに、どういうふうに聞いてほしいですか。
患　者：……ただ普通に、気楽に聞いてくれればいいんです。落ち込んだり、怒ったりしないで。
治療者：そうですよね。L子さんは、ただ話を聞いてもらいたいだけなんですものね。
患　者：そうなんです。
治療者：では、そういう前置きをしてから話す、というのはどうですか。
患　者：（ちょっと驚く）……それだったら話せるかもしれません。
治療者：では、前置きの仕方を考えてみましょう。

次は、「話しても無駄」と思っているケースである。

IPT治療者の言い方の例

治療者：ご主人に話せそうですか。
患　者：……でも、どうせわかってくれないから、話すだけ無駄なような気がします。なんだか嫌になってきてしまったんです。
治療者：そうですね。今までうまく伝わった体験がないのですから、話しても無駄だという気持ちになるのもよくわかります。でも、一番わかりやすい言い方をしたときにご主人がわかってくださる方なのかどうかを知っておくことは、今後のことを考える上でも大切ではないでしょうか。
患　者：……はい。

治療者：それだけわかりやすい言い方をしてもわかってくださらない方だったら、また次の手を考えましょう。
患　者：……はい。
治療者：どういう言い方をしましょうか。
患　者：……俺が悪いとか言われると、それ以上話せなくなってしまうから、言わないでほしい。私がパニックになっているときにはただ話を聞いてほしい。
治療者：そんな感じなら、話せそうですか。
患　者：はい。
治療者：いいですね。ご主人も方向性を示してもらって安心するかもしれませんね。結果を、次回教えてくださいね。

　また、前述したV子のケースのように、「治療法」であることを強調するというやり方もある。特にこれは、「もうどうなってもいいんです」と言うような患者には有効である。治療の意欲すら感じられない、という人に対しては、その気持ち自体がうつ病の症状であり、治療の対象となること、そしてIPTは有効な治療法であることを説明する。「治療に意欲を感じられない」という現在の状態を受け入れてもらうことによって、患者の辛さは和らぐことが多い。V子の場合は、「子どものために」という目的を用いているが、これは、関係そのものではなく、患者の社会的機能に焦点を当てるというやり方である。夫婦不和そのものに取り組む気になれない、という人でも、子どもの生育環境として考えてもらうと、うつ病も夫婦関係も改善した方がよいと考えることができる。

　その他、「**ルール違反（transgression）**」の概念を使う、というやり方がある。「ルール違反」というのは、明文化されているにしろされていないにしろ、社会のほとんどの人が「受け入れられない」と言うような行いのことを言う。「ルール違反」の扱い方も、やはり、「**詳細な調査 → 選択肢の詳細な検討 → 練習**」という順を追う。以下は、上司にいきなり罵倒された患者の例である。

〈第1段階（詳細な調査）〉　ひどい扱いを受けたことについての患者の気持ちを探り、それを治療者が肯定する。

> **IPT治療者の言い方の例**
> それはひどい目に遭いましたねえ。大変でしたね。いきなり一方的に罵倒されたら誰でも驚いて頭にくるし傷つくと思いますが、いかがでしたか。……そうですよね、そう感じますよね。

　最後の「そうですよね、そう感じますよね」は重要なコメントだと思う。患者が「……」で述べるであろうことは、ネガティブな感情であり、それゆえに患者が表現を抑制してきたことである。それを表現して、そのまま治療者が沈黙したり次の話題に移ったりしてしまうと、「やっぱり自分は変だと思われたのではないか」という不安が残ってしまうからである。「そうですよね、そう感じますよね」と言うことによって正当な感情であるということを確認しておけば、そのような不安を防ぐことができる。

〈第2段階（選択肢の詳細な検討）〉　それらの気持ちを表現するオプションを探る。

> **IPT治療者の言い方の例**
> そういう気持ちを感じたということを、どうにかして伝えた方がいいと思うのですが。相手は、ひどいことをしていることに気づいていないかもしれないし、気づいていたとしたら、この人はこういう扱いをしても平気な人なんだと勘違いしているかもしれません。どういう伝え方がいいと思いますか。

　ここで、「殺してやりたい」などという伝え方を述べる人がいたら、まだまだ相手への期待が整理できていないと考え、「一番伝えたいことは何でしょうか」というような質問を進めて、患者が本当に伝えたいメッセージを聞き出す。

〈第3段階（練習）〉　オプションを選んだら、ロールプレイをする。
　「実際に、どういう言い方をしますか」「どういう雰囲気で？」というような形で、ロールプレイをしてもらう。これは、患者がコミュニケーションする予定でいることのリハーサルである。リハーサルをしてどうだったかという感想も聞いておくと、何か修正すべき点があるかどうかの参考になる。

■〈離別〉の段階での戦略

　離別の段階にある患者に対しては、「悲哀」と同様の作業をする。たとえば、患者はまだ関係を続けたいのに、相手が自分のもとを去ろうとしている、というようなときには、患者と相手との関係性を詳細に聞いて、再構築していく。その結果、患者が意識的・無意識的に気づいていなかった相手の側面が見えてくるかもしれない。そして、患者が相手に期待するものも変わるかもしれない。よく見られるケースとして、相手を失いたくないというところにばかり目が向いてしまい、実際の相手を見ず理想化してしまっているというものがある。もちろん、どれほど現実が見えても、1つの関係を失うということはさまざまな感情を引き起こすものである。そういう感情もよく表現してもらい、この時期を支えていく。患者によっては、別れると決めたらクヨクヨせずに先に進みたい、と言うこともあるだろう。でも、ここで関係をよく振り返っておくことは、感情の処理にもなるし、今後同様の苦しいパターンを繰り返さないですむという自信にもつながるかもしれない、ということを説明してみる。

　「離別」の扱いについては、「悲哀」と、後述する「役割の変化」を頭に入れて対応すると、より理解が深まると思う。

コミュニケーションを扱う

　「対人関係上の役割をめぐる不和」の治療においては、患者の気持ちをよく引き出すことと、コミュニケーションの扱いに熟達することがカギとなる。さまざまな技法を用いるが、中でも典型的なコミュニケーション分析についてここで簡単に説明しておく。また、その後にコミュニケーション改善のためのガイドラインも示す。

■コミュニケーション分析

　より効果的なコミュニケーションができるようになるために、重要な会話や議論を、患者の記憶が許す限り、徹底的に思い出してもらうのがコミュニケーション分析である。選ぶやりとりは、患者の気持ち（あるいは症状）に大きな影響を与えたもの、患者が何らかの結論（たとえば「彼は私をわかってくれない」）に達した根拠となったものなどである。これはかなり徹底的に行い、やりとりの中での具体的な言葉まで思い出してもらう。患者が抵抗したり退屈したりしても、である。もちろん、IPTの治療者の基本姿勢を崩すことはせずに、あくまでも温かく共感的に進めていく。そこでめざすのは、ト書きや患者の解

釈も含めて、やりとりをあたかもシナリオのようなレベルで再現することである。

▎IPT治療者の言い方の例

- 具体的に何とおっしゃったのですか。
- 彼女は何と言ったのですか。
- その結果どう感じられましたか。
- それが本当に伝えたかったメッセージなのでしょうか。
- 他にどういう言い方ができたと思われますか。
- 違う言い方にするとどうなったでしょうか。
- 彼女が_____と言い返してきたときにどう感じましたか。
- 彼女は何が言いたかったのだと思いますか。

　治療の最初の頃は、特に、患者は「忘れました」と言ったり、ある重要な部分をとばしたりすることがある。そういうときには、あくまでもIPT治療者としての関心のある態度に基づいて、不足している部分を埋めていく。次の例を参考にしていただきたい。

▎IPT治療者の言い方の例

患　者：妻がすごいヒステリーを起こしたんですよ。妻は本当にひどいヒステリーもちで、どうしようもないんです。それで参ってしまって。

治療者：それは大変でしたね。確かに、今日は顔色もお悪いですね。そのときの様子をちょっと教えていただきたいのですが、どんなふうに始まったのですか。

患　者：いやあ、こちらはただ仕事から帰って、子どもの様子を聞いただけなんです。

治療者：何と聞かれたんですか。

患　者：「太郎はどうした？」と聞きました。そうしたら、もうすごい剣幕で、「あんたは父親とも呼べない、もう出て行く、養育費はちゃんと払え」ですからねえ。いやあ、ほとほと参りましたよ。

治療者：そこまで言われたんですか。大変でしたねえ。さて、ちょっと詳しくうかがいたいのですが、「太郎はどうした？」と聞いたら、奥さんは何と答えられたんですか。（注：大きく飛んでしまった会話の間を埋めようとしている）

患　者：そうですね……「塾よ」と言っていました。
治療者：それで、Pさんは何と言ったのですか。
患　者：こんな遅い時間に塾に行っているのか、と思って、「こんな時間に？」と聞きました。まだ小学生なんですよ。
治療者：そうしたら奥さんは何と言われたんですか。
患　者：そのあたりから妻はイライラし始めていて、「だから何だって言うのよ。今時は小学生もみんな塾通いなのよ」と言っていましたね。
治療者：それでPさんは何とおっしゃったのですか。
患　者：「まだ小学生なのに、そんな必要があるのかな」と言いました。僕の考えとしては、小さいうちはむしろ遊んだり家族そろって夕食をとったりすることが重要だと思っていますから。だいたい、最近の受験熱は変ですよね。格差社会の影響なんですかねえ。
治療者：そうかもしれませんね。それで、「まだ小学生なのに、そんな必要があるのかな」と言ったら、奥さんはどうおっしゃいましたか。
（注：患者の話が社会評論家的に脱線しかけたので、再びやりとりに焦点を戻している）
患　者：その頃には爆発していましたね。「あなた、私のやっていることが気に入らないの？　だいたいあなた、子どもの何を知っているっていうのよ。何も知らないし、何もやっていないじゃないの。ふらりと帰ってきて、気まぐれに『そんな必要があるのかな』ですって？　この前、塾に入れることを話したじゃないの。聞いていなかったの？　もうあなたとはやっていけないわ」と。
治療者：塾の話を聞いた記憶はあるのですか。
患　者：聞いたような気もするけれども、そんなに遅い時間だなんて知らなかったし。それにうつ病になってから、話をよく覚えていないことが多いんですよね。
治療者：奥さんには以前、うつ病の人の特徴としてまとめてご説明したような記憶がありますが、こういう具体例を示していかないとよくわからないのかもしれませんね。奥さんからそう言われて、Pさんはどうされたんですか。
患　者：僕は、そうやって大声で責められると固まってしまうんです。小さい頃、母からかなり厳しく育てられたので、女性の大声に弱いんです。固まって、何も言えなくなってしまうんです。
治療者：奥さんは、そのことをご存じなんですか。

患　者：いや、知らないと思いますよ。そのときも、「何？　都合が悪くなるとだんまり？」なんて、怒っていましたから。
治療者：それでは、あとは、養育費の話のところまで、Pさんはただ一方的に聞いていたのですか。
患　者：はい、そうです。じっと下を向いて耐えていました。
治療者：最後はどうやって終わったのですか。
患　者：妻は、ドアをバタンとやって部屋から出て行って、それから今日まで家にはいるけれども、口をきいてくれないんです。僕は、そんな妻を見るのも辛いけれど、毎日帰宅してドアを開けるたびに、妻が家にいてくれることにホッとするところもあるんです。

　ここから得られる情報はとても多い。最初に、「妻がすごいヒステリーを起こしたんですよ。妻は本当にひどいヒステリーもちで、どうしようもないんです。それで参ってしまって」と言ったときに、そのまま「そうでしたか」で終わらせてコミュニケーション分析を行わなかった場合と比べると、だいぶ論点が明らかになったと言える。この後、このコミュニケーション分析をもとに、Pの妻には、うつ病に見られる集中力の低下という症状を「話を忘れやすい」という具体例を挙げてもう一度説明すること、Pが大声で怒られると固まってしまう性質であることを理解してもらうことが決められた。また、Pの妻が、育児に協力を得られていないという不満をもっていることもわかったので、妻がどういう協力を期待しているかを聞いてみることも決まった。

表5　問題のあるコミュニケーションパターン
- あいまいで間接的な非言語的コミュニケーション（舌打ち、自殺のそぶりなど）
- 不必要に間接的な言語的コミュニケーション
- 自分がコミュニケーションしたという誤った憶測
- 自分が理解したという誤った憶測
- 沈黙——コミュニケーションの打ち切り

　表5に、コミュニケーション分析でよく見つかるパターンを示す。これらのパターンは、患者を裁くためのリストではない。「その言葉は曖昧ですね」「あなたはご自分の言うことくらい、相手はわかっているつもりだと思っておられるのですね」などと評価を下すようなことは言わないでいただきたい。あくまでも治療者の頭の中に入れておき、該当するパターンが出てきたときには、「ご

主人は本当にそういうつもりでおっしゃったのでしょうかね」「もしかしたら、奥さんはこんな意味にとったのではないか、とも思いますが、そんなことは考えられませんか」というふうに、その問題点に患者自身が気づけるような進め方をする。

■コミュニケーション分析の目標
コミュニケーション分析における目標は、以下の通りである。
・言語的・非言語的コミュニケーションで伝えている気持ちを理解できるようになる

患者が実際に伝えていることと、本当に伝えたいことがずれていることは多い。これは、「わかってもらえない」という患者の結論に結びつくことが多いのだが、客観的に見れば、伝えていないのだからわかってもらえないのは当たり前である。まずは、自分が実際に伝えていることを患者が理解することが第1歩である。

実際に伝えていることと本当に伝えたいことのずれが最も顕著なのが、境界性パーソナリティ障害の患者だろう。本当は「私を見捨てないで」と言いたいときに、「あなたなんて、消えてしまえばいい！」というような言い方をしているからである。

・それらのコミュニケーションが他人に与える影響を理解できるようになる

患者は、自分のコミュニケーションの効果を過小評価していることが多い。それは患者の自尊心の低さに由来するものだと思うが、実際にはコミュニケーションにはそれぞれの力があり、確実に相手に影響を与えている。「あなたなんて、消えてしまえばいい！」と言われて傷つかない人はあまりいないだろう。患者が見捨てられたと思っているとき、相手も傷ついているのである。傷ついた相手が「距離を置こう」などと言ってくると、患者は「やっぱり見捨てられるんだ」とパニックになる。だが、これも、最初の自分のコミュニケーションが相手を傷つけた、という視点をもつことができれば、了解可能な結果となる。そして、自分は「見捨てられる」というテーマが弱点であること、自分が突き放すようなことを言っているときには本当は全く反対のことが言いたいのだということを相手に説明して、事態を改善していくこともできるようになるだろう。「病気の症状なので、当面は変えられないこと」として説明すれば、相手も「どうしてそんなにひねくれた物言いを直せないんだ」とは要求しないだろう。

・他人のコミュニケーションが患者に与える影響を理解できるようになる

何でも自分で引き受けようとしているうつ病患者は特に、他人のコミュニケーションが自分に影響を与えるということを最初のうちは信じようとしないことがある。つまり、相手が何を言おうと、悪いのは自分であって、自分がもっと寛容になったり受け止め方を前向きにしたりすればよいはずだ、と思うのである。

でも、人間である以上、人から温かいことを言われれば嬉しいし、ひどいことを言われれば傷つく。相手のコミュニケーションが曖昧であれば、頭の中でその解釈を考えて、そのうちの最悪のものを選んでみたりするだろう。これらは、むしろ当然のことである。

他人のコミュニケーションが自分に与えている影響を理解できるようになれば、コミュニケーション・パターンを変えようという動機づけにもなる。

- **それらのやりとりを変える患者の能力と、その結果として気持ちを変える能力を理解できるようになる**

最終的な目標はこれである。患者は相手とのやりとりを変えることができる。そして、その結果として自分の気持ちを変えることができ、それは症状の改善にもつながる。もちろん、治療的なサポートを受けながら始めることであるが、治療が進むにつれて、治療者が提案していないような領域にも、患者自らがどんどん手をつけていく、というのが一般的な成功パターンである。終結期には、この能力をよく振り返って認識する。

コミュニケーション改善のためのガイドライン

最後に、コミュニケーションを改善するための実用的なガイドラインを述べておく。これは適切なタイミングで患者教育に用いることもできるだろうし、患者のコミュニケーションがうまくいかないときに解決策を見つける治療者向けのガイドラインにもなるだろう。

■ 良いタイミングを見つける

コミュニケーション分析を行う際には、それが「いつ」行われたコミュニケーションであるかも明確にすることが必要である。「夫は私の話を聞いてくれない」と言う人に、よくよく尋ねてみると、仕事に出かける前の最も忙しい時間に話しかけているようなこともある。もちろん相手が最も余裕をもって話に耳を傾けてくれる時間に話すことが効果的であり、そのような時間はいつかを患者と共に考えることが重要である。

■「現在」の不和に焦点を当てる

　不和を扱っていくと、どうしても過去からの恨みつらみに話題が飛んでしまう人がいる。だが、それはお互いに絶望感を生み出すだけであるし、変化を起こすことが可能なのは現在だけである。また、相手から不義を働かれた、というような過去がある場合、相手は思った以上の罪悪感を持っていることが多い。そこを責めてしまうと、まさに急所を突くようになってしまい、相手に冷静な話し合いの姿勢を期待することは不可能になる。

■「火は小さいうちに消せ」

　不和は、悪化すればするほど、扱うのに勇気とスキルが必要となる。ずれが小さいうちに扱えるようになることも1つのスキルである。ずれが自力で解決できないほど大きくなった状態が「病気」だとも言える。この考え方は、再発予防のためにも重要である。

■人間を、その行動と区別する

　これは、IPTだけでなく、いろいろなところで言われていることであろう。特にIPTにおいては、対人ストレスを役割期待のずれとして見ることを奨励していくので、この考え方は重要である。「あの人は悪い人」なのではなく、「私が期待した行動をとってくれていない」というだけのことなのである。行動は修正可能であるし、行動に対する期待も修正可能である。

■相手の期待を認識する

　「あの人は○○な人だ」と評価を下している限り、コミュニケーション改善にはつながらない。「あの人は何を求めているのか」ということを考える視点をもつ。

■自分がどう感じ何を求めているかについて "I" statements を用いる（「私」を主語にして話す）

　「直接的なコミュニケーション」を勧めると、「それでは角が立つ」と抵抗する人が多い。確かに、間接的なコミュニケーションは、「角が立たない」ように工夫されてきたものなのであろう。しかし、「直接的なコミュニケーション」イコール「角が立つ」ということでもない。主語を「私」にすればよいのである。
　人が反感を抱くのは、自分の領域に踏み込まれたときである。「あなたは○○な人ね」と言われると、誰でも不快を感じるであろう。そうではなく、あく

までも「自分の気持ちを話す」ということに焦点を当てていけば、「私は○○で悲しい」「私は○○だと思うと心配だ」という話し方になり、そういうことを言われて腹立たしく感じる人はほとんどいないだろう。

■「いつも」とか「全然」というような言葉を使うのを避ける

言われる立場になってみればわかるが、このように相手を決めつける表現は、不和を悪化させるに過ぎず、解決志向ではない。そもそも、「いつも」「全然」と言い切れることなど、そうそうないものである。事実を述べているような言い方であるけれども、実は感情をぶつける言い方である。

■相手と直接コミュニケーションすることができなければ、自分を助けてくれる代弁者を見つける

相手と直接コミュニケーションすることは確かに理想的であるが、それがいろいろな制約のために難しい場合もある。特に相手との間に圧倒的な力関係がある場合にはそうである。

高校生のX子は、短気な父親とのコミュニケーションがうまくいかないため、以下のように扱った。

IPT治療者の言い方の例

治療者：この話はおうちではできたんですか。
患　者：母には話せたけれど、父は怒り出すと本当に怒るので言えませんでした。
治療者：お父さんには話しにくいというパターンは今後も続きそうですね。
患　者：はい。
治療者：今まで、お母さんからまずお父さんに話していただいて準備をしてからX子さんが話す、というやり方でうまくいってきましたね。
患　者：はい、突然話すよりもうまくいきます。
治療者：これからもそういうやり方を続けていくとよさそうですね。
患　者：はい、そうしたいです。
治療者：では、お母さんともう一度、そのやり方を打ち合わせていただけますか。

コミュニケーション分析を重ね、伝えたいことを伝えていくにつれて、「不和」は何らかの形で改善していく。相手に対する期待が不適切なものだった、とい

うことも、コミュニケーションの繰り返しのなかではっきりしてくることが多い。状況が改善することもそうだが、何よりも、自分にはコミュニケーションによって道を切り開く力があると知ることが、患者の自信につながり、うつ病の寛解につながっていくように感じる。

　以前、ある患者（気分変調性障害に長年苦しんできた患者）が、治療効果が出始めた頃に、「相手がどう思っているかがわからなければ、聞いてみればよかったんですね。それは相手に興味をもっている証拠だし、相手が嫌な気持ちになるわけはないんですよね……聞いてみればよい、なんて簡単なこと、考えたこともありませんでした」と笑いながら言っていたが、まさに、「不和」の治療は、頭の中で難しく絡まってしまっているものを、「相手との実際のやりとり」という目に見える検討可能なものにして一緒に検討していく、という実にシンプルな作業であると言える。そして、本書の序章に書いたように、そんな作業の中で、患者（あるいは、患者と重要な他者）は自らの方向性を見つけていくものである。

「対人関係上の役割をめぐる不和」のまとめ

- 不和を「役割期待のずれ」として認識する。
- コミュニケーション分析などを通して、実際に何がやりとりされているのかをよく調べる。
- 期待とコミュニケーションの両方のレベルに取り組む。
- 全体として、「詳細な調査 → 選択肢の詳細な検討 → 練習」という順に進める。
- 治療者は特定の方向に患者の選択を導かない。
- 説明した技法：「コミュニケーション分析」

---

❸ 役割の変化（Role Transitions）

　役割の変化を伴うような生活上の変化にうまく適応できない結果として病気が起こってくるような場合に、「役割の変化」を治療焦点として選ぶ。

　役割の変化は、リストラされたり、離婚したり、何らかの病気の診断を受けたり、性的被害に遭ったり、第3章で述べたX子のように転居したりいじめられたり、というように明らかな「出来事」として認識できる場合もあれば、思

春期に摂食障害を発症する患者に多く見られるような、「それまでの、自分さえ努力すれば、というやり方ではいろいろなことがうまくいかなくなる」という具合に、ある時期の出来事の繰り返しによって特徴づけられる場合もある。いずれの場合でも、引き受ける役割が変化している、ということは共通である。

　うつ病患者は役割の変化を「喪失」としてとらえていることが多い。実は、ほとんどの変化が、それ自体良いものでも悪いものでもなく、有利な点と不利な点がある。うつ病の人はマイナスの側面のみに注目し、プラスの可能性を見ることができない。「役割の変化」の場合、他の問題領域と異なると私が感じている点は、問題領域を確認することそのものがかなり治療的だということである。「役割の変化」に直面した患者は、何が起こっているかを理解することができずに、ただただ「事態は悪化していく一方だ」と感じていることが多い。例えて言えば、濃霧の中で遭難したような雰囲気である。だが、それを「役割の変化」とフォーミュレーションすることによって、霧が晴れて、向かうべき道が見える。自分は遭難しているわけではなく、単に1つの地点から次の地点へと移動しているだけだ、ということがわかれば、大きな安心感が得られるのは当然のことである。次の症例を見ていただきたい。

症　例

　専門学校生のK子は、大学受験に挫折して摂食障害になった。より正確に表現すると、大学受験への不安から摂食障害を発症し、その結果大学受験を断念せざるを得なくなり、不本意ながら専門学校に進学したのである。

　K子本人は、「大学に行かれなかったから、自分は人生の落伍者。そして、大学に行かれない以上、この病気も治るわけがない」と思っていた。

　K子の問題領域は「役割の変化」とフォーミュレーションされたが、それは「大学生になることを期待する役割」から「大学生になれないことを受け入れる役割」への変化ではなく、「何事も1人で努力しなければならないと思い込んでいる『子どもの』役割」から、「自分の限界を受け入れ、人の助けを得ながら、目的を達成していく『大人の』役割」への変化というふうにフォーミュレーションされた。

　病気になる前のK子は、誰にも弱音を吐かず、成績が良いことだけが自分の評価につながると信じていた。だが、大学受験に向けて、成績が思うように伸びなかったことがK子の焦りを増した。両親も当然自分に一流大学への進学を望んでいるとK子は思い込んでいた。K子は自らを追い込んで病気になる以外になかったのである。

そのようなK子にとって、「子どもから大人への役割の変化」というフォーミュレーションは、かなりの驚きをもたらすものであった。まずは、すでに摂食障害を発症していたのに、そのときに進学可能であった専門学校を選べたということが、「大人の役割」として評価された。自分では単に「追い詰められたあげくの、最悪の選択」だったと思っていたK子にとって、それを「病気の中でとり得るベストな進学の選択肢」と位置づけられたことは、本当に驚いたようだった。治療では、K子と両親によく話し合ってもらい、両親はK子が大学に進学することなどはどうでもよく、ただ健康でいてほしいのだということも明らかにされた。両親はまた、「1人で抱え込まないで、何でも相談してほしい」という希望をK子に伝えた。これも、K子の役割の変化を促進した。また、治療の中では、「過食で学校に行かれない」というような出来事に対して、「病気のときは行かれなくても当たり前、という考え方ができるようになる」ことを「大人の役割」として位置づけていった。専門学校そのものについても「大人の役割」で考えてもらったところ、案外良い学校で、資格取得にもつながるので、もしかしたら大学よりも就職の可能性が広いかもしれない、という結論になった。
　16回のセッションが終わる頃には、K子が何か言うたびに、「それは大人の考え方ですか、子どもの考え方ですか」と聞くと、K子は笑って「子どもの方でした」と答えられるようになっていた。感想を聞かれて、K子は、「大人になるって、もっと難しいことだと思っていたし、自分にはとてもできないと思っていたけれど、結構楽なものなんだな、と思いました」と言った。K子の場合は、「子どもの役割から大人の役割への変化」というフォーミュレーションをするだけで、ほとんど治療に成功したようなものだった。

「役割の変化」の治療目標

「役割の変化」の治療目標には、以下のようなものがある。

- 古い役割の喪失についての喪と受容。
- 新しい役割のポジティブな側面を見る。
- 新しい役割が「できる」という感覚をもつのに必要な新しいスキルを育てる。

「役割の変化」の治療戦略

前述の目標に向けた戦略は、以下の通りである。

■ 古い役割と新しい役割のポジティブな側面とネガティブな側面を検討する

人は、「役割の変化」に際しては、不安の結果として、古い役割のポジティブな側面と新しい役割のネガティブな側面にばかり目が行くものである。したがって、この課題を行うときには、特に古い役割のネガティブな側面と、新しい役割のポジティブな側面に注目することが役に立つ。それまで上司に苦しめられてきたような人でも、いざ異動ということになると、「あの上司にも良いところがあった」と思う傾向がある。そういうときには、どんなふうに苦しめられていたかを改めて振り返ることが、変化を促進することにつながることもある。

第3章で紹介した症例X子（63ページ）は、父親の突然の転勤で東京に来たこと、訛りのためにいじめられたこと、という「役割の変化」としてフォーミュレーションされた。彼女の場合、ポジティブな側面を見るという課題は、高度な教育を受けたいという夢と関連づけて検討することができた。地方にいたままでは、彼女が希望する教育を受けることができなかっただろうからである。

■ 失われたものについての気持ちを探る

これは、古い役割についての悲哀のプロセスを促進する効果がある。「悲哀」の戦略を参照していただきたい（83ページ）。

X子の場合は、幼なじみとの慣れ親しんだ関係を失ったことの寂しさ、皆が同じ訛りをもっていて言葉のことなど意識しなくてよかった気楽さを恋しく思う気持ちなどが語られた。また、東京に来る前は両親もそれなりに余裕があってX子を受け入れてくれている感じがした、という話も出た。

■ 変化そのものについての気持ちを探る

突然の異動などに直面して、「自分はこんなにがんばって仕事をしてきたのに、なぜ？」というような動揺を感じる人は多い。つまり、自分の今までの努力を否定されたように感じるのである。また、親の転勤など、本人とは関係のない事情で環境が変わる人は、「せっかく自分はここでうまくいっていたのに」と怒りすら感じることもある。こういう気持ちは「感じるしかないもの」であり、安全な環境で表現することによって解消していくことができる（153ページ

「感情の励まし」参照)。

　X子の場合は、地方の進学校に進学するはずだったのが、突然東京の高校を受験しなければならなくなったことへの戸惑い、それに対して全く準備ができていなかったことへの焦りなどが語られた。こうした気持ちは、「早く東京の生活に慣れなければ」という気持ちに追われている両親には、話しても叱咤激励されてしまう性質のものだった。

■ 感情の適切な発散を奨励する

　役割の変化に伴う感情を扱うことも、「感情の励まし」(153ページ)などの技法が得意なIPTの強みの1つである。感情を抑え込むことによって新たな役割への適応が難しくなっている例は、臨床的にもよく出会う。特に、「昔のことをグズグズ言っていないで、新しい環境になじまなければ」というプレッシャーが強い環境ではよく起こることである。こういう例では、「感情の励まし」によって発散されるべき感情が発散されると、自動的に新しい役割をよりポジティブに受け入れられることが多い。「すんでしまったこと」だからと言って、それについての感情を表現してはいけない、ということはないはずだが、「すんでしまったことについていつまでも話していると、先に進めない」というような思い込みが一般にあるように思う。X子の両親も、「東京の高校に合格したところで安心しきってしまい、X子ももちろん安心して新しい生活に希望を燃やしていると思っていた」と言っていた。早く適応させたい、という焦りから、いじめられているというX子からの訴えにも、当初は「これからはこの学校でやっていかなければならないのだから、自分で解決してごらん」などとアドバイスしていたという。

■ 新しい役割における機会を探る

　これは、新しい役割のポジティブな側面を検討するという課題に通じるものであるが、新しい役割において、どんな新しい可能性があるか、ということを検討する。たとえば、離婚によって打ちひしがれている人であっても、より相性の良い相手との出会いの可能性や、1人の時間を楽しむ可能性などを見つけていくことができるだろう。発達障害という診断を受けて落ち込んでいたある患者は、「これで今までの人間関係がなぜうまくいかなかったのかがわかったのだから、今後はそれを理解してもらうことを最優先にして人間関係を選んでいく」という可能性を見つけることができた。

　X子の場合は、やはり、大学では東京に出てくるつもりだったので、それを

早めに体験できたことは可能性を広げることになるのではないか、というような話し合いがなされた。大学受験に関しても、東京にいる方が、より豊富な情報が得られるだろう。

　新しい役割における機会を探ることは重要な課題であるが、変化に伴う感情を表現してもらい共感してから行うべき作業であろう。様々な感情を処理できずに混乱している人に「新しい役割にもよい面があるでしょう？」などと問い詰めるのは、暴力的にもなりうるからである。霧の中で遭難したような気になっている人に対しては、まず霧を晴らしてあげることが重要であり、濃霧の中で無理やり前進させることに無理があるのと同じことである。

■ポジティブな側面がなければ、自分でコントロールできるものを患者が見つけられるよう助ける

　IPTはアフリカなどでも適用されてきた治療法である。大量虐殺で家族や親戚をすべて失った、というような場合には、とても新しい役割における「ポジティブな側面」など見つけることなどできない、ということになるし、そういうことを求める姿勢自体が、共感的な治療者の姿勢に反することになるだろう。そういう場合には、「それでも自分でコントロールできること」を見つけることが代替となる。前述したように、「役割の変化」における患者は、霧の中で遭難したような気持ちになっているものである。そんな患者に、「自分でコントロールできるもの」を見つけてもらうことは、確かな道標となるだろう。たとえば、「それでも自分は毎晩の読書の習慣は続けている」「それでも私は、子どもとの関係だけは大切にしている」「それでも自分は困った人を見ると助けている」というように、である。

■新しい役割で必要とされるソーシャルサポートを育てるよう励ます

　IPTマニュアルの「役割の変化」を一読して、「どこがIPTなのか」と質問される方がいる。確かに、古い役割と新しい役割についてバランスのとれた見方をする、などというあたりは、認知療法とどこが違うのか、と思われることだろう。

　IPTの特徴と言えるのは、やはり対人関係に注目する点である。「役割の変化」は、生きている限り誰もが必ず何度も体験することであるが、必ずしも病気につながるわけではない。「役割の変化」への適応をより困難にすることの筆頭に挙げられるのが、「慣れ親しんだソーシャルサポートと愛着の喪失」である。

　たとえば、結婚した後、姑からのストレスがある場合を考えてみたい。九州

に生まれ育った人が、東北の人と結婚して同居の姑からのプレッシャーを受ける場合には、九州に生まれ育った人が近所の人と結婚して同様のプレッシャーを受ける場合よりもストレスが大きいだろう。近所の人と結婚した場合には、実家や慣れ親しんだ友人に愚痴をこぼすこともできるだろうし、自分のアイデンティティでもある仕事などの日常生活を持続することもできるだろう。一方、役割の変化が物理的な移動を伴う場合には、ソーシャルサポートが断絶しやすいので、愚痴をこぼす相手もいない。また、物理的な移動に伴って自分のライフスタイルそのものを変えなければならず、アイデンティティが喪失されたように感じることがある。自尊心の低下も、役割の変化が乗り越えにくくなる要因の1つであるが、アイデンティティを喪失したような気持ちになっているときには、自尊心も低くなっていると考えられる。

　X子の場合も、まさにこの例だった。それまでの人生をかけて築き上げてきた人間関係から断絶されてしまったのである。そして、新たな環境では、いじめられてしまい、完全に孤独だった。後述するが、X子の場合は、まず両親にサポートしてもらえる体制を再構築した。また、学校にも協力を要請し、思春期特有の「病者の役割」を認めてもらうこと（できるだけ通学はするが、成績や課題提出、課外活動などは大目に見てもらう）と、友人ができやすい環境を作ってもらうことが実現した。その他、昔からの親友とメールや電話でやりとりを再開したり、遊びに来てもらったり、など、断絶されたかのように見えた関係も再開してもらった。症状がある程度良くなってからは、美術部に入部した。X子は絵を描くことが好きで、美術部であれば、自分に似たタイプの、気の合う友達を見つけられるだろうと期待したからであり、実際に、集団よりも個を好むX子のスタイルに合った友達が何人もできた。

　ソーシャルサポートの喪失は、物理的な断絶だけではない。たとえば、性的被害に遭った人や、家族が自殺した人などは、「普通の人には理解してもらえない体験」「話せば哀れまれたり、特別視されたりする体験」をしたために、それまで何でも相談できていた人に対しても何も話せなくなる、ということが起こり得る。物理的には近くにいても、精神的には遠ざかってしまう、ということである。こういう場合には、「役割の変化」を乗り越えることがより難しくなる。

　PTSDに対してのIPTはここのところ注目されてきているが、IPTでは行動療法的な曝露を推奨することはない。単に、外傷体験をはさんでの、重要な他者との関係性の変化に注目するだけである。そして、安心できる関係性を取り戻すことによって、勧められてもいないのに患者が自ら曝露を選ぶことはよく経

験されていることである。それほど、身近な対人関係が人にもたらす自信や安心感は大きいということだろう。

■「役割の変化」に伴う「不和」を扱う

「ソーシャルサポートの喪失」に含まれるテーマであるが、「役割の変化」には「不和」が付随することが多い。昇進や転職、あるいは失業によるプレッシャーで自分のことに夢中になってしまうと、周囲との関係がずれてくることが少なくない。たとえば、次の症例である。

> **症 例**
> 　男性Uは、リストラされたことを機に、うつ病になった。仕事人間であった彼は、働いていることがアイデンティティであったため、その喪失感は大きかった。また、家族がそんな自分を白い目で見ていると信じていた。一家の大黒柱としての権威が失墜したと思っていたのである。
> 　そんなふうに思っていたため、彼は、家でも自室に引きこもることが多く、パソコンばかりに向かっていた。それは「就職活動」として正当化していたが、実際は引きこもる目的の方が大きかった。
> 　その頃、子どもが学校で問題を抱えており、Uの妻は困っていた。失業中で時間があるのだから、もっと協力してほしいと思っているのに、Uがパソコンばかりで子どもの問題に向き合おうとしないことに、妻は苛立っていた。

この夫婦は、本来は「不和」を抱えていたわけではない。だが、Uの立場が変わることによって、彼は家族に対して引きこもるようになり、妻はUにより多くの家庭的責任を期待するようになった。それによって、明らかなずれが生じてきたのである。このような場合、不和は2次的なものであると考えられるため、「対人関係上の役割をめぐる不和」としてフォーミュレーションせずに、「役割の変化」としてフォーミュレーションする。すべてが、Uのリストラを機に始まっていることが明確であるためである。

このように、「役割の変化」に伴って「不和」が起こることは決して珍しくないが、その場合は「役割の変化」としてフォーミュレーションした方がやりやすいことが多い。霧の中で遭難しているUは、「夫婦間の不和」と指摘されてしまうと、仕事も失い、次は家庭も失うのか、とますます遭難の恐怖がつのるだろう。そうではなく、不和も変化に適応できていない1つの根拠であると

いうふうに整理した方が、霧が晴れていく。その中で自分が何をしたらよいかがわかるようになるからである。

　実際には、「不和」の治療と同じような作業が必要になる。現在のUと妻のお互いへの役割期待を明らかにして、そのずれを再交渉していく。Uの場合は、妻がUのリストラについては全く問題視しておらず（失業保険ももらっていた）、むしろ難しい年頃の子どもの父親業をこの機会にもっとやってほしいと期待している、ということがわかって、大きく安心した。妻は、Uの非協力的な態度が、うつ病とそれに伴う自信喪失によるものであることがわかり、同情的になった。2人は、今後の経済的な見通しについて、さまざまな話し合いを率直にできるようになり、そのことがUの不安を大幅に減じた。治療が終わる時点で、Uはまだ就職活動の最中であったが、「妻もそろそろ働いてみたいと言っていますし、2人で働けば、それほど高い給料でなくても大丈夫です。前のように待遇の良い仕事を見つけなければ、という強迫観念がだいぶ軽くなりました」と穏やかに語れるようになっていた。

　X子の場合も、問題領域は「役割の変化」とされたが、実際の作業は両親との「不和」を扱う要素が多かった。実はX子は自分なりに新しい環境に適応しようとしていろいろと工夫していたのだが、特に父親は「そんなやり方では、社会で通用しない」などとX子のやり方を頭から否定するような傾向があった。父親との会話のコミュニケーション分析が何度となく行われ、治療の終結時には、それなりに理解してもらえるという感覚をもてるようになった。ちなみに、X子の場合も、転居前は両親との間にトラブルを抱えていたわけではなかった。やや厳しめの父親も、彼なりに機能していた。したがって、この場合の不和も続発的なものと考えられ、「対人関係上の役割をめぐる不和」としてフォーミュレーションすることはなかった。

　親との関係の問題を持つ思春期症例全般に、私は「不和」よりも「変化」としてフォーミュレーションすることが圧倒的に多い。もちろんマニュアル的には「不和」とフォーミュレーションしてもかまわないのであるが、思春期はどんな例においても親子の関係性が変化する時期である。それまでの過保護な「子ども扱い」をやめなければならないという意味では、すべての思春期の親子関係を「変化」として見ることができる。フォーミュレーションは受け入れられやすいものでなければ治療への合意も得られないが、「親子間の不和で病気になった」というフォーミュレーションよりも、「思春期における成長のために必要な変化にうまく適応できずに病気になった」というフォーミュレーション

の方が、親子とも罪悪感を抱かずに受け入れることができると思う。いずれにしても思春期が難しい時期であるということは誰もが納得するであろうことだからである。

■ **新しい役割で必要とされる新しいスキルを育てるよう励ます**

「役割の変化」への適応を難しくする要素の１つに、新たなスキルの必要性がある。それまでの役割がどれほど満足できないものであったとしても、そこではそれなりに熟練したスキルをもっていたわけである。新しい世界に踏み込む場合、特に新たなスキルが必要となる場合には、不安が大きくなって当然である。

IPTの治療者は、職業カウンセラーでもなければ、職業トレーナーでもない。したがって、「新しい職場ではパソコンが必要なのに、自分にはそのスキルがない」と言う患者にパソコンを教えるようなことは、IPT治療者の役割ではない（どれほど治療者がパソコンにたけていても）。

どんな患者も、「役割の変化」に適応するためのコーピング・スキルを本来はもっている。でも、それを発揮することが何らかの理由によって妨げられてしまっている。たとえば、パソコンが必要なのにできない、という場合には、同僚に聞く、「パソコン教室に行くので、パソコン関連の仕事は少し待ってください」と頼む、パソコンが必要でない領域の仕事に移してもらう、などいくつかの解決策が考えられる。しかし、「同僚は忙しいから聞くと迷惑だろう」とか「自分の処遇について交渉すると、煙たがられるだろう」というような思い込みがあるために、それらの解決策に踏み出せないのである。IPT治療者の役割は、現状をよく調査し（探索的技法、コミュニケーション分析など）、選択肢を１つ１つ検討し（決定分析）、まずやってみることを決め、そのやり方を患者と共に考え練習を助ける（ロールプレイ）、ということになる。この順序は、「不和」のときと同じで、IPT全体に共通する流れである。

行動することの不安が強い場合は、起こりうる「最悪」の状況を考えてもらい、それについてのロールプレイなどをする。

たとえば、美術部に入ることを決めたX子は、入部の日が近づくにつれて不安が強くなってきて、「やっぱりやめた方がいいような気がしてきました」と言った。何が気になっているのかを聞くと、入部して、新しい人たちと知り合いになると、またいじめられるのではないか、ということが心配だというのである。訛りによっていじめられた経験をもつX子にとって、初めての人たちへの第一声がすべてを決めるのではないかという不安は強かった。

■ IPT治療者の言い方の例

治療者：こんなふうになったら最悪、という事態をちょっと考えてみてください。

Ｘ　子：ええと……最初の自己紹介で訛って、誰かが「こいつすげえ訛り」とか言ってみんなにゲラゲラ笑われたら困ります。

治療者：普段のＸ子さんだったら、そのときどうなるんでしょう。

Ｘ　子：……すごく恥ずかしくて、頭に血が上った感じになって、周りが見えなくなって、後はずっと黙っていると思います。落ち込みます。

治療者：そうですよね。そうすると、周りの人は、そういう人と友達になろうと思うでしょうか。

Ｘ　子：思わないと思います。そんなに訛っている子なんて。

治療者：ちょっとわかりにくい質問でしたね。私が聞きたかったのは、周りに関心も向けないでずっと押し黙っているような人と、友達になれるだろうか、ということなんです。

Ｘ　子：……はあ……確かに。

治療者：周りの人たちも、ちょっと困ってしまうのではないでしょうか。Ｘ子さんも、その中の１人だったとしたら。

Ｘ　子：……そうですね。助けてあげたいとは思うだろうけど、どうやったらいいか……。

治療者：その通りですね。だから、どうやって助けてほしいかを伝えたらどうでしょうか。Ｘ子さんは、どうやって助けてほしいですか。

Ｘ　子：……訛りはすぐに直らないので、大目に見てほしいです。

治療者：そうですよね。それをどうやって伝えましょうか。

Ｘ　子：……そんなこと、伝えちゃっていいんですか。

治療者：さっき、Ｘ子さんは、助けてあげたくてもやり方がわからない、とおっしゃいましたよね。Ｘ子さんが相手の立場だったとして、ただ黙っている相手にはどうしたらいいかわからないけれども、「大目に見て」と言われたら「もちろん」って気持ちよく答えられるのではないですか。

Ｘ　子：……そういえばそうですね。

治療者：では、やってみましょう。私が笑う方の役をやりましょう。Ｘ子さん、自己紹介からやってください。

Ｘ　子：はい。Ｘ子です。今日から入部しました。絵を描くことが好きです。よろしくお願いします。

治療者：すげえ訛り。（笑う）

X　子：そうなんです、すごい訛りなんです。でもすぐには直せないので、大目に見てくれるとすごく助かります。（ちょっと微笑む）

治療者：何だかいい感じでしたよ。友達っていう感じがしましたが。X子さんはいかがでしたか。

X　子：言ってみたら何ということもありませんでした。

治療者：いい感じで、微笑みも出ていましたね。それでも、1人くらいは馬鹿にする人がいるかもしれないけれども、それはその人の問題で、全員が全員意地悪なわけではないでしょうから、今の言い方で普通の人たちの心には届くのではないでしょうか。

X　子：私もそんな気がしてきました。

　また、新たに必要となるスキルが対人関係面のことであれば、より積極的に関わることができる。たとえば、離婚して母子家庭になった母親が、難しい年頃の息子とどう関わったらよいか、というようなことである。息子とのコミュニケーションの選択肢を一緒に考えたり、適切な相談役を確保できるようにサポートしたりすることができる。

　X子の場合も、前述のロールプレイからもわかるように、新たに必要となるスキルを「訛りを直すこと」とはしなかった。その時点では不可能なことだったからである。本人はそれまで「自分は訛りを直さない限り、人から受け入れられない」と信じ込んでいたので、意外なようだった。その代わり、訛りを隠そうとして、人とコミュニケーションをとろうともしないX子のあり方が孤立を深めているという可能性について話し合った。そして、笑顔で会釈するなどというスキルを使って、「愛想の良い感じ」を醸し出すことができるようになった。これが、人との関係性を大きく変えることになった。

医原性役割の変化（iatrogenic role transition）

　気分変調性障害や社会不安障害など、慢性の経過をとってきた障害の場合、きっかけに注目して問題領域を決める大うつ病の手法では、あまり意味がないことが多い。何十年も前の発症に何らかのきっかけがあったとしても、今では症状そのものがさらなる症状を産んでしまう悪循環に陥っているからである。（この点、同じく慢性の経過をとるとはいっても、過食を伴う摂食障害の場合はやや異なり、日々の過食のエネルギーを産出するストレス源があるもの

なので、「維持因子」に注目した治療となる。摂食障害に対する治療については、拙著『拒食症・過食症を対人関係療法で治す』『対人関係療法マスターブック——効果的な治療法の本質』）も参考になると思う）

さて、気分変調性障害や社会不安障害の場合、発症のきっかけに取り組んでも意味がないことが多く、かといって直近のストレスだけに取り組んでも、患者は「でも、その前から同じ状態だったのですから」と言って、腑に落ちないことが多い。

こういう場合のためにマーコウィッツらによって提案されたのが「医原性役割の変化」という概念である。治療によって引き起こされる「役割の変化」という意味である。どういうことかと言うと、患者は気分変調性障害や社会不安障害という「病気」にかかっており、その症状としての自信のなさや他者の言動が意味するものへの過敏さから、さらに自信をなくしたり、ますます他人との関わりが怖くなったりしている、という理解に基づき、そのような病気の役割から健康な役割へと移行していく、とフォーミュレーションするのである。それまでの患者は、「自分はもともと生きていく力がない人間として生まれてきた」とか「自分は、あんな幼少期を送ったので、すっかり人間が歪んでしまった」というふうに、それを「自分自身の問題」としてとらえている。そうではなく、これらはすべて病気の症状であって、治していくことができるのだ、というように1つ1つの出来事を見ていく。この説明に対して、自分は本当に小さいときからそうだったと言う人も時にはいる（ある時期からそうなった、と思い出せる人も案外多い）。その場合でも、「もともとそういう傾向が少しはあったかもしれないけれども、今ほどではありませんでしたよね。病気になると、そういう傾向は100倍くらいに強くなるのです」と説明すると、私の経験では全員が納得してくれる。

「医原性役割の変化」というのは、「病者」から「健康な人」への役割の変化を意味すると一般に解釈されているし、もちろんそういうことなのだが、私自身は、「自分の状態は人間性の問題だとしか考えられない」というところから、「自分の状態は病気によるものだという考え方ができるようになる」というところに最も本質的な「役割の変化」があるように感じている。時間と繰り返しが必要だが、こういう考え方ができるようになると、患者は回復に向けた軌道に乗ることができる。それまでは怖ろしくて試してもみなかったことに挑戦してみよう、という意欲も少しずつわいてくるのである。

もちろん、気分変調性障害や社会不安障害の患者でも、他の問題領域（「対人関係の欠如」を除く。次ページ参照）が該当すればそれを焦点にしてよいの

だが、その場合にも、治療は「医原性役割の変化」を起こすことだ、という考え方の軸は維持しておいた方が有用である。

「役割の変化」のまとめ

- 「役割の変化」としてフォーミュレーションすること自体が治療的である。
- 重要な他者との関係を中心とするソーシャルサポートの変化に注目する。
- 変化に伴う感情に注目する。
- 説明した技法：「感情の励まし」「ロールプレイ」

---

4 対人関係の欠如（Interpersonal Deficits）

　「対人関係の欠如」を問題領域として選ぶ際の基準は、IPTが開発された当初は、人間関係を築いたり維持したりすることができない人、という定義によるものであった。現在では、やや変化して、他の３つの問題領域がいずれも当てはまらない人の場合に採用する、除外診断的な位置づけになっている。なぜかと言うと、IPTは、「現在進行中の対人関係上のやりとり」と「気持ち」とを関連づけて進めていく治療法だからである。「対人関係がない人」というふうにフォーミュレーションしてしまうと、ツルツルの木に登ることと同じくらい難しい。他のいずれかの問題領域が該当する場合は、そちらを選ぶべきである。また、IPT入門者は、「対人関係の欠如」の患者からトレーニングを始めるべきではないと思う。IPTの本質を学ぶのには不適切だと考えられるからである。

　うつ病のIPTで用いられる「対人関係の欠如」の患者は、社会的に孤立しており、親しい友達もいなければ、職場における人間関係もない、というようなタイプであり、親しい人間関係を作ることに長期的な問題を抱えている人である。

気分変調性障害や社会不安障害を除外する

　重要なのは、気分変調性障害や社会不安障害の診断をきちんとすることである。これら慢性の障害をもった人は、症状の結果として「対人関係の欠如」の状態になりがちである。だが、それはあくまでも「症状の結果」であり、「症

状のきっかけ」ではない。気分変調性障害や社会不安障害の患者向けには、それぞれに修正された治療法があるが、いずれも、「医原性役割の変化」に注目している（前項124ページ）。「病気の結果このような状態になっているのだから、その病気を治そう」というアプローチは、「対人関係の欠如」としてフォーミュレーションするよりも、楽観的な姿勢である。患者が気分変調性障害や社会不安障害と診断されるのであれば、「対人関係の欠如」として治療をするのではなく、それらの修正版を用いた方がずっと治療しやすい。一見単発の大うつ病エピソードに見えるものでも、気分変調性障害に大うつ病エピソードが上乗せされた「二重うつ病（double depression）」である可能性もあり、注意が必要である。

　なお、例外として、摂食障害のグループ療法（IPT‐G）においては、「対人関係の欠如」を積極的に採用している。これは、うつ病における「対人関係の欠如」とは少々異なる意味づけで用いられる。一見すると適切な数の対人関係があるが、表面的な関係であるため満たされなさを感じており、維持することが難しい、というタイプである。これらの人は、一見人気があったり仕事で成功していたりするが、慢性的な自尊心の低さを抱えていることがある。摂食障害のグループで「対人関係の欠如」を積極的に採用するのには主に2つの目的がある。1つは、問題領域が混在する患者群に共通の問題領域を与えて焦点づけを高めることであり、もう1つは、過食の症状をもつ患者の場合、本当の気持ちを表現できない（そのために深い人間関係を作ることができない）ことと症状をわかりやすく関連づけることである。

「対人関係の欠如」の治療目標

　治療目標は、患者の社会的孤立を減じ、新しい関係を作っていけるようにすることであるが、対人関係の欠如の短期治療は困難であることが多く、目標設定は、問題の「解決」ではなく、問題への取り組みを「始める」ことに限定すべきである。今まで「対人関係の欠如」で短期治療に成功したといわれる症例を見てきたが、いずれも、他の領域（たとえば「役割の変化」）として扱うことも可能な症例であったという印象を私はもっている。どうしても「対人関係の欠如」としかフォーミュレーションできない症例（実際にはほとんどいないだろうと言われている）の短期治療は、確かに難しいだろう。

　問題への取り組みを「始める」というのは控えめな目標に見えるかもしれないが、それまで意味のある人間関係をほとんどもったことがなく、そんなこと

は自分には不可能だと思っていた患者にとって、「何が問題であるかがわかって、その解決法がわかる」ということは限りなく大きな進歩であると言える。

　重要なのは患者を容易に「パーソナリティ障害」と決めつけないことである。「対人関係の欠如」の患者は、確かに「パーソナリティ障害」をもっているように見える。治療関係の構築も難しい。「パーソナリティ障害」にしておけば楽かもしれない。しかし、IPTはあくまでも医学モデルをとるものであり、「病気を治す」という視点を失ってはいけない。短期の治療で変えられるところはどこか、ということを積極的に見つけていく姿勢が重要である。くれぐれも、患者の人格に評価を下すようなことは言わないでいただきたい。治療者から「あなたは性格に問題があるからね」などと言われて「医原性トラウマ」に悩んでいる患者も、実際に少なくない。

「対人関係の欠如」の治療戦略

　「対人関係の欠如」の場合、その定義から考えても、現在進行中の意味のある関係はない、と言える。したがって、治療において用いることができる人間関係は、過去のものと治療者との関係のみ、ということになる。これらはどちらも、通常のIPTでは焦点を当てないものである。ここが「対人関係の欠如」の治療が入門者には向かないと考える理由である。

　ただし、過去の対人関係にしろ、治療者との関係にしろ、精神分析のような方法で扱うわけではない。あくまでも、目的は、「今以降、親しい関係を作っていくこと」である。そのための参考材料として過去の対人関係や治療関係を用いるのであり、それらを解釈して洞察を深めることが目的ではない。

■過去の重要な関係を、良い側面も悪い側面も含めて振り返る

　過去の重要な人間関係を、良い側面も悪い側面も含めて振り返る。良い側面を振り返ると、満足のいく新しい対人関係を築く上で役立つモデルが提供される。よく見られるのは、役割が明確である立場にあった方が、まだ自信をもって人と接することができる、というタイプである。他には、少人数のつきあいの方が安心できる、というタイプもよく見られる。今までで最も心地よかった人間関係はどんなだったかを具体的に思い出してもらう。

　一方、うまくいかなかった対人関係を振り返ると、新たな人間関係で起こりうる問題の予測が可能になる。くれぐれも評価を下す態度で振り返るのでなく、改善が現実的に可能なポイントに焦点を当てながらやっていただきたい。

■対人関係において繰り返されるパターンを探る

　前項の「うまくいかなかった対人関係」から導き出されることが多いが、過去の対人関係を振り返ると、そこで繰り返されているパターンが明らかになってくる。多く見られるのは、自分が否定されたと感じると、確認することなく関係を絶ってしまう、というようなパターンである。あるいは、自分はどうせ嫌われるだろうと思って、最初から人との間に壁を作ってしまう、というパターンもよく見られる。その他、本当の気持ちを話すことができないので、相手にとっては物足りなく、関係が続かない、ということもある。これらのパターンを患者と共に探っていく。

　ある患者は、「いつも職場にとけ込めない」という訴えをもっていた。よく聞いてみると、自分にあまりにも自信がないため、職場ではいつも背筋を伸ばして完璧でいるように努力していた、というのである。そのような姿勢でいると周りの目にはどのように映っただろうか、ということを話し合い、「息苦しいですよね」という結論に患者は達した。とけ込めないことには理由があったのである。

　職場での孤立がうつ病につながった男性は、自分が正しいと思うととことん相手を攻撃してしまう、というパターンを繰り返していた。共存の道を探るのではなく、自分が相手を打ち負かすことに夢中になってしまうのだ。「少しでも弱みを見せると相手につけ込まれる」という信念に基づくものだったが、そのような姿勢が孤立を強化するのは明白であったし、そもそも「職場で働き続けること」という目的に反することも明らかであった。なお、このような患者にどう切り込むかということについて、次の２つのパターンを比べていただきたい。

例1

患　者：自分には「少しでも弱みを見せると相手につけ込まれる」という信念があると気づいたんです……。気づいてみれば、ずっとそんな気持ちにとりつかれてきました。

治療者：なぜ、そういうふうに信じるようになったのだと思いますか。

患　者：そうですね……育った環境でしょうね……。父がまさにそういう人でした。いつもピリピリしていましたね。それで、自分はすっかり出来損ないになってしまったのだと思います。

例2

患　者：自分には、「少しでも弱みを見せると相手につけ込まれる」という信念があると気づいたんです……。気づいてみれば、ずっとそんな気持ちにとりつかれてきました。

治療者：そうですか。そんな気持ちでいつもいたら、ストレスがたまったでしょうね。

患　者：そうですね、いつも戦場みたいなものですからね。

治療者：その信念は、たとえば職場の中ではどんなふうに表れてくるのでしょうか。思い出される具体例がありますか。

患　者：……そうですね……先日、ボーッとしていて、職場が完全分煙になったのをすっかり忘れて、吸ってはいけない場所でたばこを吸ってしまったんです。前は吸ってもよい所だったので、クセになっていたんですね。

治療者：そういうことはよくありますよね。

患　者：そうしたらそこにいたちょっと年配の女性の社員が、ルールを守らなければならない、とガミガミ言い出したんです。

治療者：それは大変そうですね。それで、どうされたんですか。

患　者：ちょっと失敗しただけなのに、そこまで言われるものだから、その女性に個人攻撃をしてしまいました。ババア、とかも言ったかな。

治療者：それで、どうなりました？

患　者：その女性が上司に訴え出たもので、僕の立場は大変悪いですね……職場が針のむしろみたいなんです。

治療者：まあ、大変な目に遭いましたね。もともとはちょっとした不注意だったのに、そこまでひどいことになってしまったのですね。相手の方と、全然歯車が噛み合っていない感じですね。もちろん、針のむしろの職場で働きたいわけではないですよね。

患　者：もちろんです。毎日とても辛くて、会社をやめることも考えています。

治療者：そうですか。やめることも考えられるくらいなら、ここで少し新しいパターンを試してみましょうか。一緒に、少しずつやっていくので大丈夫ですよ。

患　者：新しいパターンって、どんなふうにするんですか。

治療者：いろいろと一緒に考えていきたいですが、たとえば、今日のお話でも、そこでたばこを吸ってしまった、ということをさっきのよ

うに穏やかに説明して謝っていれば、その女性もそんなに興奮することはなかったですよね。
患　者：まあ、何だか嫌そうな顔は最初からしていましたけどね。僕のことが嫌いなんでしょうね。
治療者：嫌いかどうかはわかりませんが、仮に嫌いだったとしても、ババアと言われたりしなければ、少なくともそこまで騒ぎ立てることはできませんよね。ちょっとした不注意なのですから。
患　者：……まあ、常識的にはそうでしょうね。

　例2のやり方を見て、IPTがパターン分析に留まらず、変化の起こし方を常に考えていく治療であるということが少しご理解いただけると思う。

■ 治療者に対する患者のポジティブな気持ちやネガティブな気持ちについて話し合い、他の関係にも類似のものがないかを探るよう患者を励ます。

　一般のIPTでは出番の少ない「治療関係の利用」の技法（160ページ）は、「対人関係の欠如」の患者においては出番が多い。現在の唯一の人間関係であり、生のデータを観察できるものだからである。実際には、技法として用いようと意識していなくても、扱わざるを得なくなることが多い。「対人関係の欠如」の患者は、自分が否定されたと感じると関係そのものを絶つ、という特徴をもっていることが多いため、治療者との間でもそれが起こり得るからである。少なくとも、治療者への不満を適切な言葉で表現することはあまり期待できない。また、治療者が言ったことを誤解したまま放置し、何かの折に激しく抗議してきたりすることもある。

■ ロールプレイとフィードバックを広く使う

　「対人関係の欠如」の患者が実生活で人間関係を作っていく際には、かなりの練習が必要である。たとえば、いくら水泳の理論の本を読んで理解しても、実際に水に浮いて泳げるようになることとの間には大きなギャップがあるのと同じである。かなりの練習と試行錯誤が必要である。まずは、最も安全な環境である治療セッションで練習するのがよい。それが、ロールプレイである。このときのロールプレイは真剣に行う必要がある。そして、やってみた感想もよく聞く。患者には自分の役と相手の役を両方やってもらってもよいだろう。相手の役をやることは、「人はこう反応するはずだ」という患者の考えと、実際に起こることを比較するきっかけにもなる。

フィードバックは、治療者の印象を伝えることである。たとえば、「対人関係の欠如」の男性患者には、緊張すると高慢に見える、というタイプの人が案外いるものである。そういう人とのセッションで、「今、私は怒られたような気がしたのですが、私に対して怒っていますか」と尋ねると、「とんでもない。とにかく自分が馬鹿に見えないようにと必死でした」と答えるかもしれない。あるいは、自分がどう見えるかということばかりに心を奪われている患者は、相手の話に関心がないように見えるものである。そういうときには、「私の話はつまらないですか。あまり関心をおもちでないように見えますが」と優しく伝えてみる。

そして、それらのパターンが実生活でも実は頻繁に起こっているのではないか、という可能性について患者と話し合ってみると、とても実りの多い会話ができることが多い。

■ 治療外での他人とのやりとりを励まし、その結果を次のセッションで報告してもらう

IPTは治療そのものが「宿題」とも言えるので、他の問題領域ではそれほど具体的な宿題を出さないことが多い。最初の頃に方向性を与えれば、治療の流れの中で自分に必要だと思うことを患者自身がするようになってくる。しかし、「対人関係の欠如」の患者の場合は、自発的に動くことはほとんど期待できないので、具体的に、次のセッションまでにやってきてほしいことを伝える。たとえば、「1回は誰かに電話してください」「今度の飲み会は、とにかく出席して、一言でも話をしてきてください」「問い合わせだけでもいいので、仕事を見つける第1歩を踏み出してください」というような具合である。

「宿題」を出す際の治療関係上の注意

注意しなければならないのは、このような患者は、できそうもない「宿題」を引き受けて帰り、結局はできずに、そんな自分を責め、治療者は自分に失望するだろうと思って治療に来なくなる、つまり脱落してしまう可能性がある、ということである。そのため、私は「宿題」を出すときには、次のようなことを言うことにしている。

> **IPT治療者の言い方の例**
>
> 　少なくとも、やろうとしてみてください。それでも何かの理由でできないかもしれません。そのときには、どんな気持ちになったためにできなかった、ということも含めてそのまま教えていただければけっこうです。それは、○○さんの「失敗」というわけではないのです。私は今日、提案をしたわけですが、その提案が今の○○さんに合っている正しい提案だという保証はありません。やろうとしたけれどもこういう理由でできなかった、ということをうかがえば、私は自分の提案の不適切な部分を再調整して、もう一度提案することができます。

　それでも、「できない自分が悪いのですから……」と言う患者には、さらに次のように言うこともある。

> **IPT治療者の言い方の例**
>
> 　患者さんができそうもない提案をして、治療のずれに気づかないままでは、私はとても無能な医者だということになってしまいます。治療が実際の○○さんからずれてきている、ということを教えていただくのは私にとって親切なことだと考えてください。

　また、やってはみたけれども、シナリオ通りには進まず、結局は失敗する、という場合もある。そういう状況にも備えておいてもらう。

> **IPT治療者の言い方の例**
>
> 　これは、相手がどう出るか、ということを調べる実験でもあるのです。シナリオ通りに進むことが「成功」なのではなくて、結果がわかって、またここで作戦を立てていける、ということに意味があるのですよ。ですから、シナリオ通りに進まなくても、気にする必要はありませんからね。

　このような説明を丁寧にすることによって、「できなくても、そのまま言えばよいのだ」と知ることは、患者にとっては世界がひっくり返るような体験になり得る。また、治療者への不満を伝えても、相手に嫌われるのではなく、むしろ「ずれ」が解消されて関係が改善する、ということは、患者の人生で初めての経験になるかもしれない。

治療関係における問題を扱う

　IPT治療者は最も率直なコミュニケーターになるべき、ということを第2章で述べた（48ページ）が、信頼できる治療関係を作ることはそれよりも優先すべき事柄である。特に、「対人関係の欠如」の患者と話す際には、傷つきやすい、デリケートな人と話している、という意識をいつも以上にもつべきである。目的は患者の病気を治すことであって、治療者のメンツを守ることではない。次の例を見ていただきたい。この面接の前の回の終わり頃に、患者が「運動とかもいいんでしょうか」と聞いてきたので、私は「そうですね。適度な有酸素運動は、抗うつ効果もあるようですよ」と答えていた。

　その日の面接の前半、私たちは患者の職場の状況について話し合っていたが、患者はどうも「心ここにあらず」という感じだった。ちなみに、面接開始時の「前回お会いしてからいかがですか」という質問には、患者は「普通でした」と答えている。

IPT治療者の言い方の例

治療者：いつもとちょっと様子が違うようですが、何かありましたか。
患　者：何かがあったわけではないけれども……調子が悪いんです。
治療者：いつ頃からでしょうか。
患　者：……前回、先生から運動をするようにと言われましたよね。それで、きちんと運動しなければ、と思って、毎朝歩くようにしたんです。でも、スポーツウェアを着て真剣に歩いていると、人の目が気になって気になって……本当に辛かったです。結局2日でやめました。それで、信頼していた先生のアドバイスも完璧ではないんだなあ、と思ったらすごく落ち込みました。今まで先生の言う通りにすれば治るだろう、と思ってきたので。
治療者：そんなことがあったんですね。そうですか、それは大変な思いをさせてしまって、すみませんでした。確かに、私は完璧な存在ではないです。でも、そうやってフィードバックしていただくことで、もっと○○さんに合った提案ができるようになると思います。教えていただいてありがとうございました。教えていただかなければ、私は「今日は○○さんは何となく元気がなかったな」と気になったまま、その理由に気づくことができませんでしたから。

　ここには明らかに、患者の誤解がある。私は運動をしろとも言っていないし、

ましてやスポーツウェアのことなど全く言及していない。自分のメンツを守ることが目的であれば、「私はそんなことを言っていません」と、カルテを証拠にして患者をやり込めることもできただろう。だが、それでは単に治療中断を招いて終わることになり、患者は「どんな人間関係も続かない」という信念を強めるだけだろう。

明らかな事実誤認はあるが、患者が私にそう言われたと思い込んでいることは事実である。そこでここでは、「そのことを打ち明けることができた」という点を強調し、患者との信頼関係を強化し、不満を訴えても関係はむしろ改善するのだという例を示すことを選んだ。実際に、この後、患者は話してすっきりしたようで、関係性が悪くなることもなかった。

誤解を訂正しておいた方がよいこともある。それは、放置しておくと治療関係を悪化させたり、治療そのものをゆがめたりするような性質のものである。たとえば、次の患者の例である。この患者は、その日は治療に遅れてきて、いかにもやる気がなさそうだった。

IPT治療者の言い方の例

治療者：何だかいつもと様子が違う気がするのですが。

患　者：……そう見えますか？　私、何のためにここに通っているのかな、とわからなくなっちゃったんです。

治療者：いつからそう思うようになったのですか。

患　者：……最初から何だか違和感はあったんですけど……先生は、この治療では、もっと安心して人とつきあえるように、人間関係が作れるようにしていこうっておっしゃいましたよね。（注：「先生は」と言っているが、患者も問題領域には合意していた）

治療者：はい。

患　者：でも私が一番困っているのは、田舎の両親のことなんです。昔からひどい目に遭わされてきましたが、今も、本当に厄介な存在なんです。夜中にわけのわからない電話をかけてきたり。（注：最初に対人関係質問項目を行ったときには、彼女は、「両親はいますが、田舎にいるので、滅多に会いません」としか語らず、それ以上質問しても「両親は関係ないと思います」としか答えなかった）

治療者：そうだったのですか。それは、大切なことをうかがいました。ぜひ、もっと詳しく教えていただきたいですね。

患　者：でも、新しい人間関係を作っていくことと、両親のことは、関係ないですよね。ということは、この治療は私には合わないのかなって。

治療者：いいえ、そんなことはありません。私の説明が足りなかったので、誤解を招いてしまったようですね。謝ります。確かに、今○○さんにはお友達もいないし、寂しさを感じておられますよね。だから、人間関係を作っていこうという目標は、やっぱり必要だと思います。でも、ご両親との関係にどう対処されているか、ということと、お友達を作るという治療目標とは、案外関係があるのではないかと思うのです。親しい関係のモデルがご両親とのものしかないのであれば、親しい関係を作るのが不安になるのも、当たり前のことだと思います。

患　者：じゃあ、ここで両親のことを話しても、かまわないのですか。

治療者：もちろんです。何でも、○○さんの気になっていることであれば、話していただいてけっこうなのですよ。今日の時点でこの話ができて、本当によかったと思います。それも、○○さんが気になっていたことをお話しくださったからですね。

　治療者との関係における問題を解決することは、他の関係における親しさを育てる上でのモデルになると同時に、治療中断を防ぐ安全弁として働く。

「対人関係の欠如」のまとめ

- 他の3つの領域が当てはまる場合には選ばない。
- 気分変調性障害や社会不安障害が診断される場合には選ばないようにする。
- 過去の人間関係や治療者との関係に注目するが、あくまでも新しい人間関係を作っていくための教材として見ていく。
- 治療関係をよくモニターし、信頼関係の構築に努める。
- 「宿題」を具体的に出し、うまくいかないときは「役割期待のずれ」として扱う。
- 説明した技法：「治療関係の利用」

3．IPTの成功例のパターン

　IPTがうまくいっている、ということを肌で感じるパターンがいくつかある。その典型的な例は、治療が進むに従って、治療者が提案してもいないことを患者自らが試してみるようになる、ということである。最初の頃のセッションでは、「次までにご主人と○○について話し合ってきてください」と具体的にやってほしいことを伝える必要があることが多いが（そして患者は渋々、という感じでやってくるが）、治療が進むにつれ、提案してもいないことや、今まで話題にも上っていなかった人間関係において新たなパターンを試してみたりするようになる。

　治療者が患者の意外な進歩に驚くようになれば、治療は成功したと言っても過言ではない。そこまでくれば、治療者の役割は、患者の成功をほめること、それが患者の実力がついてきた証拠だと太鼓判を押すこと、以前はできなかったことがなぜできるようになったのかを患者に説明してもらって進歩をさらに地固めすること、などになってくる。誤解を恐れずに言えば、「治療が楽になってくる」のである。楽にはなってきても、これらの「地固め」の作業をきちんとしておくことは重要である。患者は、新たなパターンを試し始めたばかりであり、実際に実力はついてきているのに、まだまだ自信がない時期である。「すごいですね。本当に回復への軌道に乗りましたね」「治療が身体にしみこんできた感じですね」などと自信をつけてあげると、患者はますます前進する気持ちになってくる。

　また、「前回お会いしてからいかがでしたか」と尋ねたときに、患者の答えが結果報告のような感じになってくるのも良い兆候である。つまり、問題点を述べるのではなく、問題はあったが自分がどのようにそれを解決したか、という話が多くなってくるのである。「どうせ先生に相談しても、何を言われるかわかっていますから、言われる前に自分で解決してしまいました」というような話が冗談で出てくるようになれば、しめたものである。もちろん、患者の話が結果報告になってきた、ということに気づいたら、それを患者に伝えておくことが終結に向けて自信をつけていくことになる。私は次のように言うことが多い。

> **IPT治療者の言い方の例**
>
> 　最初の頃は悩みごとそのものをここにもってこられて解決法を一緒に相談していましたが、この頃は「こうやって解決しました」という事後報告が増えていますね。力がついてきましたね。すごいですね。

　そして、次章で述べる終結期の課題をうまくまとめていくことができれば、上手なIPTができた、と言えるようになる。

中期のまとめ

・患者の感情をよくモニターし、治療焦点が患者の現実からずれないように注意しながら問題領域に取り組む。
・患者によく共感し良好な治療関係を築きつつ、同時に、終結後には自立できる患者を育てることを常に意識する。

第5章

終 結 期

終結期の課題

症状と対人関係問題領域における変化を振り返る。

気分を改善し対人関係問題を解決するのに役立つ、
患者が得たスキルを具体的に振り返る。

終結についての患者の気持ちを探る。

終結は悲哀の時となる可能性を認める。

近い将来に問題が起こりそうな領域と、
患者が再発を予防するために用いることのできそうな
スキルについて話し合う。

うつ病再発の兆候を話し合い、
それについて具体的に何をするかを話し合う。

無反応例・部分反応例に対処し、
継続治療・維持治療の必要性について話し合う。

期間限定治療において、終結期の役割は重要である。せいぜい２〜３回のセッションではあるが、この時期をどのように使うかが、治療効果に大きな影響を与えると感じている。

　マニュアルによれば、終結期には最低２セッションは使うべきであると規定されており、私も同感である。また、終結期に入る前から、終結に向けての準備は進めていく。特に治療の中間点を過ぎた後は、「さて、治療の後半に入りましたが」とか「あと○セッションになりましたが」というような言い方をして、常に終結を意識するようにしている。また、治療全体を通して、患者が自信をもって終結を迎えられるよう、工夫していく。直接的な指示を控える、などというのもその工夫の１つである。

　以下に、終結期の課題のそれぞれについて説明していく。

１　症状と対人関係問題領域における変化を振り返る

　いろいろなやり方があるだろうが、私はまず書いてもらうことにしている。終結期に入る際に、「この治療が始まってから進歩したところ、あるいは進歩かどうかはわからなけれども変わったところを書いてきてください」と頼む。箇条書きにしてきてもらって、それを次のセッションで振り返る。

　おもしろいもので、そこで書かれることは認知に関するものも多い。認知に全く焦点を当てないにもかかわらず、である。

　親や配偶者など重要な他者が治療に関わってきた場合には、家で一緒にリストを作ってもらうこともできるし、それぞれが書いてきて面接時に照合することもできる。前者が物理的に可能であれば、治療者からの自立を促進するという意味からも、前者を勧めている。相手から自分がどう見られていたか、という新たな気づきにもつながる。意見が一致しない場合には、その旨を書いてきてもらう。

　この記録を、私は「一生保存してください」と頼むことにしている。なぜかと言うと、治療においてはごく限られた焦点（親子や夫婦の会話を促進するなど）にしか取り組んでいないのに、こんなに広範囲な効果が現れた、ということの証拠になるからである。今後、似たような問題に直面したときも、症状の多彩さに圧倒されることなく、今回と同じように焦点化された課題に取り組めば、これだけのことを解決できるのだ、ということを確認できるよう、記録は残してもらう。また、終結期の間中、話し合いを深めて書き足すこともする。

❷ 気分を改善し対人関係問題を解決するのに役立つ、患者が得たスキルを具体的に振り返る

すでに前述のリストにこれを書いてきている人もいるが、改めて、なぜそういう進歩が可能になったのか、というスキルを振り返る。「相手からの反応を気にしないで、とりあえず誠実に自分の気持ちを伝えてみる」などというのも、そのスキルの1つであろう。あるいは、「まず相手をほめてから話をもちかけてみる」などというスキルもよく挙げられるものである。

❸ 終結についての患者の気持ちを探る

これは、終結期に入る前から手をつける。「あと5回でこの治療が終わりますが、この時期にはいろいろな気持ちが出てくると思います。気がついたものから教えていただけますか。これからは、今まで通りの、実生活における対人関係の問題と共に、治療が終わるということも話題にしていきたいと思います」などと言うようにする。そこで語られる気持ちには、怖れ、疑問、悲しみなど、いろいろなものがあるだろう。

❹ 終結は悲哀の時となる可能性を認める

終結は1つの人間関係の喪失であるので、悲哀の時となる可能性がある。これは、明らかに認めておくべきである。終結の時期に、一時的に症状が悪くなる人もいる。それを再燃と区別しておくことは重要である。

私は、こんなふうに話すようにしている。

> **IPT治療者の言い方の例**
> あと3回で治療が終わる、ということを具体的にイメージされていますか。これだけ仲良く、価値のある治療を一緒にしてきたのですから、お別れは悲しいですよね。悲しいと、ちょっと具合が悪くなることもあります。でもそれは、悲しいからそうなるだけであって、病気が悪くなった、というようなことではないのです。そういうことも含めて、気づいたこと、感じたことは何でも教えてくださいね。

私の経験では、これをあらかじめやっておくと、実際に症状が悪くなる人はあまりいないように思う（最初にこれを言われたときには涙を浮かべる患者が多いが）。これを事前にやり損ねると、やはり症状が悪くなったり、治療への満足度が下がったりするようである。

5 近い将来に問題が起こりそうな領域と、患者が再発を予防するために用いることのできそうなスキルについて話し合う

これもいろいろなやり方があると思うが、私はやはり書いてもらっている。前述した「進歩」と同じように、「今後不安なこと」として書いてきてもらうのである。重要な他者が関わっている場合も同じである。

患者や重要な他者がそこに書いてきた不安について、どんなふうに解決可能かをよく話し合う。たとえば、神経性大食症のW子は、治療終結時に寛解していたが、「また何かの拍子に以前のように調子が悪くなるのではないか、と心配」と書いてきた。それに関してW子ともった会話は次のようである。

> **IPT治療者の言い方の例**
> 治療者：この治療を振り返っていただきたいのですが、ちょこちょこといろいろな問題が起こって、それをそのつど解決してきましたね。
> 患　者：はい。
> 治療者：そうやってちょこちょこと解決するだけで、こんなに病気が良くなりましたね。
> 患　者：そうです。
> 治療者：最初にここに来られたときにあんなに具合が悪かったのは、そういうちょこちょことした問題を解決しないでため込んでいたからだと思うのですが、いかがですか。
> 患　者：その通りです。
> 治療者：そして、今では、W子さんは、ちょこちょことした問題なら解決できるようになったのですよね。
> 患　者：はい。それは自信がついてきました。
> 治療者：ということは？
> 患　者：あ、そうか。そうやっていけばいいんですね。
> 治療者：もしかして、不幸は突然やってくる、とか思っていませんでしたか。
> 患　者：（笑いながら）思っていました。でも、そんなことはないんです

　　　　　よね。ああ、安心しました。
治療者：今まで、意味もなく起こる不調なんて、なかったですね。すべて、
　　　　　理由がありましたよね。
患　者：はい、ありました。何だか、大丈夫な気になってきました。

　ここでは、たとえば、「将来結婚する際に、相手に病気の話をしておいた方がよいのか」というようなテーマも話し合うことが多い。役割期待の観点から、相手に期待することに応じて伝えることも決めるという原則を確認する。そして、結婚相手にはやはり自分の弱点も含めてすべて理解してもらって適切なサポートをしてもらいたいから話そう、というようなことになる（167ページ「対人関係の重要性にメリハリをつける」も参照のこと）。

❻ うつ病再発の兆候を話し合い、それについて具体的に何をするかを話し合う

　再発の兆候に気づくためには、病気についての教育が重要である。初期にもよく説明するが、繰り返し行う評価尺度もその教育の一部である（167ページ）。再発の兆候にはできるだけ早く気づき、気づいたら何をするかを、治療者にいつ連絡をとるかも含めて話し合っておく。IPTにおける再燃や再発の扱いははっきりしている。それらは、患者側の失敗としてとらえられるべきではなく、高血圧や高コレステロール血症と同様に、病気への慢性的な脆弱性の表れと見るべきである。
　ちなみに、終結は「役割の変化」の時期であるとも考えられる。それまでの「病者として治療者の援助を受ける役割」から、「再発の可能性を抱えながら健康に暮らす役割」への変化である。このようにとらえれば、患者が不安がっているからというだけの理由で治療期間を変更することの無意味さをおわかりいただけると思う。つまり、役割の変化に不安はつきものだということである。同時に、新たな役割で必要とされるスキルを身につけ、「できる」という感覚をもってもらうことも必要である。「再燃・再発に早く気づき、適切な対処をする」ということも、新たな役割で必要とされるスキルの1つであると言える。

❼ 無反応例・部分反応例に対処し、継続治療・維持治療の必要性について話し合う

　そもそも万能の治療法などはないし、治療者のそのときの能力によっても、効果が左右されるだろう。IPTを決められた回数行っても十分な反応が得られない患者の存在は認識しておくべきである。

　そのような場合に最も重要な姿勢は、「単に1つの治療法が効かなかったということ」という認識を維持することである。自分はだめだと思っている患者は、効くと言われて始めた治療が効かなかった場合、「自分はここでも失敗した」と思いがちである。それは患者の無力感・罪悪感をさらに強めることになる。しかし、薬物療法に置き換えて考えてみれば、ある薬が効かなかったときに、「自分はここでも失敗した」と思うだろうか。単に、「この薬は効かない」「この薬は自分に合わない」と思うのではないだろうか。IPTも医学モデルをとる以上、同じように考える。患者に伝えるべきメッセージは、「IPTがあなたに効かなかったのであって、あなたの努力が足りなかったということではない」ということである。そして、1つの薬が効かなかったときと同じように、他の治療の選択肢を考える。薬物療法（併用、あるいは切り替え）、認知行動療法、他の治療者によるIPTなどが考えられるだろう。

　治療者も人間であるから、「患者がもっと再交渉の努力をしてくれていれば、きっと寛解に至っただろう」と、実際に患者側の努力の問題であるかのように感じることもあるかもしれない。しかし、限定された期間に患者をその気にさせられなかった、ということは、やはり治療する側の失敗なのである。よく「あなたは難しい患者さんですからね」などと患者に言っている治療者がいるが、このような発言は百害あって一利なしだと思う。薬と同じく、治療者の発言はすべてが何らかの影響を及ぼすものであり、合理的な目的をもって行われるべきである。

　治療法として効果がなかったことは率直に認めるとしても、そのような場合ですら、すべてが無駄だったということはIPTの場合にはまず考えられないだろう。

　第一に、寛解までは至らなかったとしても、対人関係上の何らかの進歩があるものである。その点を振り返り、患者の努力を讃えるべきである。また、神経性大食症（過食症）の場合には、特に、治療期間内での寛解はそもそも目標としない。治療終了時のイメージは、「このままやっていけばいずれ寛解する」という自信がついている、というものであり、実際にそれはデータから明らか

にされている（40ページ）。うつ病の場合にも、39ページで述べたように、心理社会面における治療効果は時の経過と共に伸びる。その点は患者と共に確認しておくとよい。IPTはじわじわと効果が伸びる治療法なのである。

第二に、治療者との信頼関係が構築されたために、さらなる治療の選択肢について率直な話し合いができる土壌が作られる、という点が挙げられる。初めて会ったときには薬物療法への不信感が強く、とても検討の余地がなかった患者でも、IPTの経過を通して信頼することができるようになった治療者から改めて追加治療として提案されると、受け入れようという気になることも少なくない。

反応はしたけれども、継続治療や維持治療を考えるべき患者群もいる。まずは、反復性うつ病である。再発予防のための維持治療を検討すべきである。その他、気分変調性障害など慢性の経過をとってきた障害の場合が挙げられる。それまで何十年間も病気だった人が、寛解して数週間で「もう治りました」と言われても信用できないのは当然のことだろう。維持治療の場合、頻度は月1回でよいだろう（39ページ参照）。継続治療の場合は、週1回というペースを続けてもよい。いかなる場合も、きちんと期間限定治療の契約を再び行うことが必要である。当初の治療をダラダラと延ばす、という形は適切ではない。目標を改めて明らかにし（急性期の治療とは自ずと目標が異なってくるだろう）、期間を限定することで、治療は焦点化され、それが治療効果につながり（40ページ）、依存の問題を減じることになる。

終結期のまとめ

- 治療における変化を振り返り、新たなスキルとして地固めする。
- 終結に関する気持ちを扱う。
- 再燃・再発について話し合う。
- 追加の治療が必要な場合は話し合う。期間限定治療の枠組みは崩さない。

Part 3
IPTの技法と今後の課題

IPTで用いる技法

非指示的探索
（支持的承認、話し合われている話題の拡張、受容的沈黙）

題材の直接的引き出し

感情の励まし

明確化

コミュニケーション分析

決定分析

ロールプレイ

治療関係の利用

補助的技法（契約設定、管理上の詳細）

その他の工夫
- 感情を話すことが苦手な人の扱い
- 感情をモニターする。
- 焦点を維持する。
- 症状評価尺度の利用
- 対人関係の重要性にメリハリをつける。
- 治療者の失敗はきちんと説明する。
- 「重要な他者」の治療参加について注意すべき点

トレーニングを進める上での注意点

症例のスーパービジョン

Q&A

第6章

技　　法

IPTは戦略が特徴的な治療法であり、技法はそれ自体に特徴があるというよりも、戦略を進めていくための手段である。手段ではあるが、実際の治療における患者との直接のやりとりは、これらの技法を通して行われるので、技法についてもよく学んでおく必要がある。

今までの章でも、特に問題領域との関連ですでにいくつかの技法を紹介してきているが、ここで改めてまとめてみたい。また、IPTマニュアルで「技法」として位置づけられていないものでも、治療上工夫できる点を最後に述べる。

1．非指示的探索

これは、患者がかなりの主導権を握るIPTではよく用いられる技法である。患者に自由に語らせることによって、思わぬポイントを発見することもできるし、患者自身が何かに気づき、プロセスを先に進めることもある。そして、「よく聞いてもらえている」という気持ちを与える効果もある。

❶ 支持的承認

「なるほど」「ふん、ふん」「はい」「そうですか」などと言ったり、うなずいたり、というように、簡単に言えば「ポジティブな相づち」のことである。自分に自信のない患者は、常に「相手がどう思っているか」を気にするものなので、支持的承認を与えることによって、安心して話し続けることができる。

❷ 話し合われている話題の拡張

「今、悔しいとおっしゃいましたが、もっとよく知りたいので、もう少し話していただけますか」「先ほどごきょうだいの話題が出ましたが、ご家族についていろいろと教えていただけますか」というように、患者が話したことに基

づいて、さらなる探索をしたいときに用いる。このやり方であれば、患者の主導権を維持したまま、治療者が意図する方向へと話を進めていくことができる。

3 受容的沈黙

　特に「悲哀」の症例などの場合、話の中には、「介護に行き詰まった私は、夫を殺そうと、首に手をかけたこともありました」というようなものも出てくる。あるいは、「こんな私なんてもっと汚れてしまえばいいんだ、と思って、ソープランドで働いていました」というような話もよくある。これらの話題は、おそらく、患者が世間で気軽にできるタイプの話ではないだろう。それだけ罪悪感と結びついているものだからである。

　このような話を聞いたときの最悪の反応は、驚いたり眉をひそめたりすることである。こんなときこそ、「受容的沈黙」を用いるべきである。つまり、全体にいつもの温かい雰囲気で、そして何事もないような感じで、普通に黙って聞くのである。治療者が普通に聞いてくれた、という事実は、はかりしれないほど大きな意味をもつ。つまり、「これは話しても大丈夫な話ですよ」「私は別に驚いていませんよ」というメッセージになるのである。治療者の人生経験や個人的価値観に照らして、実は内心驚いていたとしても、治療者は患者に評価を下すためにいるわけではないので、技法の意味をよく理解して実践していただきたい。

《「非指示的探索」を用いる上での注意》　全般に話すのが苦手な人、何らかの問題に行き詰まっている人、コミュニケーション分析など特定の技法が必要な場合に、漫然と非指示的探索を用いるのは誤りである。

　話すのが苦手な人に、話すのを期待してただ温かく待っていても、本人は、自分は話すのが下手だという意識ばかりを強めるかもしれない。次に述べる「題材の直接的引き出し」を繰り返しながら探索をしていく必要があるかもしれない。社会不安障害の人などは沈黙そのものに苦しさを感じるということも覚えておきたい。

　なお、特に悲哀のケースなどで口数が少ない人を「話すのが苦手な人」と混同しないでいただきたい。悲哀のように、強い感情を扱っていく場合は、その沈黙が貴重なのである。特に、何か強い感情を刺激するようなことが語られた後は、しばらく沈黙する方が普通だというくらいに思っておいた方がよいだろ

う。患者が何かを話したそうだが躊躇しているようなときには助け船を出してもよいが、そうでなければ、「受容的沈黙」が最も適した技法であることが多い。

　何らかの問題に行き詰まっている人は、非指示的探索を続けても、ただ行き詰まりの悪循環を話し続け、無力感を強めるだけだろう。コミュニケーション分析や決定分析など、問題解決のための技法を用いるべきである。

2．題材の直接的引き出し

　これは、テーマを特定して具体的な話を聞き出す技法である。たとえば、「あなたのご主人の職業は何ですか」とか、「今週、睡眠はどのくらいとれましたか」というような感じの質問である。これが活躍するのは、特に初期の評価の時期である。抑うつ症状の検討、対人関係質問項目など、治療者の頭の中のデータベースを完成させる際には欠かせない。また、初期以外には、どうしても何かを確認しておきたいときや、患者と共に何かのポイントをどうしても押さえておきたいときなどに用いる。

　基本的に、非指示的探索の方がIPTらしい技法であり、「題材の直接的引き出し」は、探索的技法の中でもかなり限定的に用いられるものである。これを多用すると、治療者が権威的に見えたり、取り調べのようになってしまったりし、IPTの治療に特徴的なクリエイティブな自由さがなくなってしまう。具体的な質問をする際にも、その前に、オープンエンドな質問をしておくことが重要である。たとえば、「ご主人についてお話しいただけますか」と言って思いつくままに語ってもらってから、最後に不足していた情報を補うために「ご職業は？」と聞いたり、「ご主人はお忙しいということですが、具体的にどのくらいお忙しいのですか」と聞いたり、という具合にである。最初に自由に語ってもらうと、患者の心の中でのいろいろなテーマの比重や話しにくさの度合いなどがわかり、とても参考になる。治療者が質問を仕切ってしまうと、そのような豊かな情報源に自ら背を向けるようなことになりかねない。

《「題材の直接的引き出し」を用いる上での注意》　特別な目的がない場合には用いないようにする。厳しく言えば、この技法は、「なぜ用いたのか」という

治療戦略上の位置づけをきちんと説明できるくらいのときしか用いない。

3．感情の励まし

「感情の励まし」には、大きく3種類の技法が含まれる。

◼ 変えられない、変えるべきでない物事についての苦しい感情の受け入れを促進する

　世の中には、感じるしかない感情がある。たとえば、大切な人が亡くなったときの悲しみは、まさにその性質のものである。こういう感情は、そのときは確かに辛いが、人生全体を結局のところ豊かにするものである。感情のない人生を送りたいと思っている人は少ないだろう。

　こうした感情は、当たり前のものでありながら、いろいろな要因によって普通に感じることを妨げられる場合がある。そうすると、その人は先に進めなくなってしまう。その1つの結果が「異常な悲哀」である。このような感情の受け入れを促進するには、とにかくまず面接の中で表現してもらうことである。その際、「ほとんどの人がそう感じるでしょうね」「もちろん腹が立ちますよね」というような、感情を肯定する言葉は役に立つだろう。あるいは、黙って聞くこと（受容的沈黙）も、表現しても安全だというメッセージになる。

　中には、感情を表現してしまうと、自分がそれに基づいて行動してしまうのではないかということが不安になる人もいる。そういう人には、以下のように言って、感情と行動の区別を明確化するようにしている。

> **IPT治療者の言い方の例**
> 　まずどんなお気持ちかをここでお話しいただくことはとても重要です。それを実際にどのように扱うか、ということはまた別の問題ですから、2人で話し合って作戦を立てましょう。

2 望ましい対人関係の変化を起こすために感情を利用する

　これは、感情に本来の役割を果たしてもらう、ということを意味する。どういうことかと言うと、私たち人間に感情が備わっているのは、状況の意味を理解するためだと考えられる。インフルエンザウイルスに感染すると高熱が出るように、自分にとってマイナスな意味をもつ状況に置かれると不快な気持ちを感じるものである。熱が出ると体調が悪いことに気づくのと同じで、不快な感情が起こったら自分の置かれている状況がよくないということに気づけばよいのである。

　「対人関係上の役割をめぐる不和」の治療は、まさに、苦しい感情を引き起こす状況をなくすよう重要な他者と交渉することが中心となる。また、適切な場合には苦しい状況を回避してもよい。これは、「対人関係の欠如」の患者が、苦手な領域（大勢の人と関わらなければならない、構造化されていない状況で社交をしなければならない、など）を避けることを学ぶような場合である。そのような状況は自分に不快な気持ちをもたらすので意識的に避けるのだ、というふうに考えられるようになれば、自尊心の向上につながる。また、自分を振り回すタイプの人とつきあうと消耗するのであえて親しくならない、という考え方も役立つことが多い。

　患者によっては、感情をやたらと爆発させては人間関係を壊してきている人もいる。そういう患者に対しては、感情表現や感情に基づく行動を遅らせることができるようにサポートすることが「感情の励まし」の技法になる。「励まし」だからといって、何でも表現しろという意味ではない。

> **IPT治療者の言い方の例**
>
> 　上司からひどいことを言われて、頭に来るのはもちろん当然の感情だと思います。でも、今まで、それをその場で相手にぶつけてしまうと、後で「言い過ぎた」と後悔するような表現になってしまっていますよね。そして、何よりも、職業生活上の大きなマイナスになっていると思います。それを避けるために、その場でぶつける以外の方法を考えてみたいのですが、いかがですか。

3 成長と変化につながる感情を育てる

　患者の中には、虐待を受けてきたり、すべてを否定されるような環境で育ってきたりしたために、感情を感じられないという人もいる。
　そういう場合には、正当な感情を抑制している非合理的な怖れを見つけていく必要がある。もちろん、慌てて直接尋ねる性質のものではない。いろいろと探索を続けながら、治療者が徐々に見つけていくべきものである。
　また、患者が正当でない扱いを受けているということを指摘してもよい。これは患者にそのような認識を強要するのではなく、教育的に行う。

> **IPT治療者の言い方の例**
>
> 　○○さんは大したことではないと思われているようですが、今までに受けてきた扱いは、一般的には「虐待」と呼んでよいものです。おそらく、あまりにも長い間、普通のこととしてそういう扱いを受けてこられたので、それが重大なことだとは思えないのだと思います。これから一緒にいろいろとお話ししていって、どれほど○○さんが傷ついてきたか、そこから立ち直るためにはどうしたらよいかを一緒に考えたいと思います。ゆっくりやっていきますから大丈夫ですよ。

《「感情の励まし」を用いる上での注意》　感情が極度に抑制されている人には、それなりの理由がある。無理に感情を表現させようとすると、バランスが崩れて患者が安全を感じられなくなってしまうことにもなる。そういう患者に対しては慎重に用いる必要がある。患者の様子を見守りながら、タイミングを見てこの技法を用いる必要があるかもしれない。
　感情表現を奨励すべき人と抑制すべき人を見分けることも重要である。面接の中では何であれ感情表現をしてもらうことが重要であるが、面接室の外では別である。患者が周囲と効果的に関わっていけるようにすることが治療目標であるため、それに合わせて、感情表現を奨励すべき人と抑制すべき人を区別して、それぞれに合った方針を考えていく。
　患者から感情表現のサインが出たときに、それを見逃してはいけない。まさか言葉で語られたことを無視する治療者はいないだろうが、たとえば、患者の表情、語られている言葉と顔つきのギャップ、質問に対する答えが遅い、話に身が入っていない、など、非言語的に伝えられる感情は多い。そういう感情表

現のサインも、きめ細かに拾っていく。「今、眉をひそめられましたが、そのお気持ちを少し説明していただけますか」「ちょっとお返事が遅かったのが気になったのですが、何か気になっていることがあるのではないですか」というように、患者が非言語的に示したものを言語的に表現できるような環境を作っていく。

　患者の感情を承認しないことは誤りである。「その感情は不適切ですよ」などと言語的に否定する治療者はいないと思うが、非言語的にやってしまう人はいると思う。どんな気持ちであれ、患者が感じている以上は真実なのである。それを否定することには何の意味もないどころか治療関係の構築という観点からは有害である。

4．明確化

　「明確化」は、何もIPTに限らず、広く活用されている技法である。IPTにおいても、とても役に立つ。「明確化」の短期的な目的は、実際にコミュニケーションされたことを患者に気づかせることである。より長期的な目的としては、以前に抑制された話し合いを促進する、というようなものもある。

　明確化のやり方には、いくつかある。患者が言ったことを反復したり言い換えたりしてもらう、というのは、どこでも行われていることである。この際に特に注意していただきたいのは、「私が正確に理解したかどうかを確認したいので」というように、患者側の説明不足ではなく、治療者側の興味によって質問している、という姿勢を明らかにすることである（48ページ参照）。

　また、患者が言ったことを治療者が言い換えて、それで正しいかどうかを確認してもらう、というやり方もよく用いる。この際、IPTでは対人関係に関連づけて言い換える。

IPT治療者の言い方の例

患　者：腹が立ちましたね。
治療者：奥さんに対して腹が立ったのですね。

IPT治療者の言い方の例

患　者：彼にそう言われて、何が何だかわからなくなってしまって。
治療者：彼が○○さんにどうしてほしいのかが、わからなくなってしまったのですね。

　対照的なことや矛盾に注意を向けるやり方も用いる。患者が以前に言ったことと、現在言っていることの間の矛盾や、患者の言葉と表情の矛盾などについて注意を向ける。この際、責めるようなやり方をしないのは重要である。以下の２つの例を比べていただきたい。

例1

患　者：彼が他にも女性を作っていた、ということがわかったら、何だか生きる気力がなくなってしまって。
治療者：前には、彼が他に女性を作っても別に関係ない、とおっしゃっていましたよね。気持ちが変わったのですか。
患　者：別に……やっぱり、どうでもいいです。

例2

患　者：彼が他にも女性を作っていた、ということがわかったら、何だか生きる気力がなくなってしまって。
治療者：私の記憶に間違いがなければ、以前、彼が他に女性を作っても別に関係ない、というようなことをおっしゃっていたと思います。私は、ここに○○さんの本当の気持ちを読み解くカギがあるように感じるのです。誰にとっても、自分がおつきあいしている人が他の女性を作るのは愉快なことではないはずです。それを、「関係ない」とおっしゃっていた○○さんが、ちょっと不思議に思えたのです。大切なところだと思うので、少し解説していただけますか。
患　者：そうですね……私は、人に全面的に依存してしまうと、その人がいなくなったらどうしよう、と心配になってしまうので、「別に関係ない」というような態度をとるんです。
治療者：でも、本当に関係ない、なんてことはないですよね。
患　者：そりゃ、そうです。好きでつきあっているんですから。

得られる情報量の違い、患者自身の気づき、治療者との信頼関係の構築、という観点から比べていただくと、大きな違いを感じていただけるだろう。

《「明確化」を用いる上での注意》　「明確化」はあくまでも明確化であって解釈ではない。つまり、ほとんど見えかかっているものを形にするだけの作業である。したがって、理解されそうなときにのみ用いる。「○○ということですね」と言われて患者がポカンとしたり、抵抗して言い返したりするようなときは、適切なタイミングではない、ということである。

　また、「明確化」は明確な目的をもって用いるべきものである。「明確化」には、強調という効果がある。したがって、やたらと乱発すると、患者は「自分の話のどこに問題があったのだろう」と不安になってしまう。語られている話題について治療者が何らかの仮説をもっているとき、あるいは患者がポイントを理解したことの確認をしたいときに用いる。

5．コミュニケーション分析

　コミュニケーション分析については、第4章の「不和」のところで詳しく述べたのでそちらを参照していただきたい（105ページ）。ここでは、注意点のみ述べる。

《「コミュニケーション分析」を用いる上での注意》　特定の会話を最後まで追わないのは、失敗である。なぜかと言うと、患者は、ある会話を通して、「やっぱり彼は聞いてくれない」「やっぱり彼女は自分勝手だ」というような、何らかの結論に達するものだからである。講演などで、「そんなにすべての会話を追っていたら、とても面接時間が足りないのではないですか」という質問を受けることもあるが、そんなことはない。まず、選ぶのは、患者にとって大きな感情をもたらした、あるいは患者が何らかの結論に達する根拠となった特定の会話である。何でもかんでもコミュニケーション分析するわけではない。

　また、IPTの対象となるような病気の人は、実際のところそれほど長い会話はしていないものである。とことん話し合って結論を出すような人は病気には

なりにくく、病気の人は、何らかの思い込みによって会話の結論をさっさと出して終えてしまうことが多い。実際にコミュニケーション分析をやってみると、それがよくわかると思う。

コミュニケーション分析は、コミュニケーション講座ではない。望ましいコミュニケーションのあり方を教えるだけの機能ではないのである。現に患者がコミュニケーションで相手に何を伝えているか、その結果何が起こっているかに患者が気づくことも重要な目標である。そういう意味では、患者にまず自分の結論を導かせる必要がある。「このやりとりの結果、どう思われましたか」と聞いて、まずは患者がどう感じたかを知る。その上で、コミュニケーションをより詳しく見ていき、別のやり方や受け止め方ができるのではないか、という可能性を探っていくのである。

もちろん、コミュニケーション分析は「評論」ではなく「実学」であるから、貧弱なコミュニケーションに対して代案を提案しないのでは不十分である。次に同じことが起こったらどのようなコミュニケーションができるかがわかり（決定分析）、練習してみる（ロールプレイ）ところまでをカバーする必要がある。

6．決定分析

決定分析とは、ある問題を解決するために、さまざまな選択肢を詳細に検討していくプロセスのことである。まずは、問題を起こしている対人関係状況を選ぶ。そして、その問題に対して可能な解決策を考えるよう患者を励ます。この時点では、まだ評価はしない。いわば、ブレインストーミングの時期である。「正しい」選択肢を見つけることではなく、できるだけ多くの選択肢を考えることが目標である。

それぞれの選択肢のプラスとマイナスを評価する。そして、まずやってみる1つの解決法、あるいは組み合わせを選ぶ。

決定分析において、選択肢が1つしかない、というのは、明らかに検討不足である。どんな状況においても、解決のための選択肢は複数思いつくはずである。明らかに非現実的に思えるものであっても、とりあえずすべて挙げてもらうことが重要である。なぜかと言うと、「非現実的」という患者の評価そのも

のが、検討に値するからである。実際に、「非現実的」なはずだった選択肢をちょっと修正したものが、最も適切かもしれない。また「非現実的」な選択肢を検討していくことによって、それまでには得られていなかった情報が得られることも多い。

7．ロールプレイ

　ロールプレイは、IPTに特有な技法ではないが、IPTにおいても重要な技法である。ロールプレイは積極的な技法であり、ちゃんと演じることが必要である。手抜きはしない方がよい。また、ロールプレイの終わりには、患者がどのように感じたかを尋ねる。ロールプレイのどこの部分が心地よく感じたか、その会話を家でやってみることができると感じているかを話してもらう。
　ただ、私も含めて、ロールプレイをしっかりと演じることに恥ずかしさを感じる治療者は多いはずである。また、ロールプレイに入ると笑い出してしまって話にならない患者もいる。「ロールプレイは真剣に演じること」がマニュアルで規定されてはいるが、抜け道をこっそりと提案したい。それは、「どんなふうにそれを伝えようと思いますか」「彼が○○と返事をしたら、次には何と言いますか」「彼が黙って出て行ってしまったらどうしますか」というように、演技そのものではないが、ロールプレイに限りなく近い形にすることである。目的は、治療者が上手な役者になることではなく、患者が臨場感をもってイメージできるようにすることであり、その目的にかなったものであれば、治療者に合ったスタイルでよいと思う。

8．治療関係の利用

　第1章の治療者の姿勢のところでも述べたが、IPTではよほど問題とならな

い限り治療関係は技法として用いない。基本的に、治療者は患者にとって支持的な代弁者である。この姿勢を明確にするために、特に初期に信頼関係を構築するためには、治療者はかなりの気を配る必要がある。治療者として適切な範囲で、直接的援助を用いてもよい。たとえば私がよくやるのは、離婚調停中のうつ病患者に診断書の提出を申し出たり（うつ病で判断力が鈍っている間の調停は不利に進むことが多いので延期してもらう）、生活が立ち行かなくなっている患者に福祉の手続きを教えたり、というようなことである。こういうことは、うつがひどくて気力や判断力が鈍っている人に対して、自力で調べることを求める性質のものではない。治療者がもっている知識が明らかに役に立つと思われる場合には、それを提供した方がよいだろう。これは、うつ病患者の治療の初期に、「よくわからないが、この人は自分を助けてくれる人だ」と感じてもらうための役に立つ。うつ病の極期には人は絶望的になっているものであり、どんなことも自分の役には立たないだろうと思っている。そんなときに、現実的に助けてもらうことの意味合いは大きい。

「役割の変化」の症例としてご紹介したX子の場合も、訛りにあまりにも悩んでいたため、最初の頃の面接で、「コミュニケーションというのは、相手に自分の気持ちを伝えるのが本当の趣旨ですから、言葉を使わなくても、ただ笑顔で会釈するだけで十分気持ちが伝わるのではないでしょうか」と助言したが、それも、この「直接的援助」になるだろう。治療の中期に入ると、主導権はどんどん患者側に渡っていき、「直接的援助」はまず行わなくなる。同じテーマでも、「自分の気持ちを伝えるには、どんなやり方が考えられるでしょうね」と患者に考えてもらうようになっていく。

治療関係を技法として用いるのは、治療者に対する患者の考えや行動が治療を妨げる場合のみである。詳しくは、「対人関係の欠如」の項（134ページ参照）が参考になるだろう。

治療関係を利用するためには、不満、心配、怒り、その他治療者や治療についてのネガティブな気持ちが生じたら表現するように、と治療の初めに患者に伝えておく。私は治療契約を交わすときに、患者に説明して約束してもらう。

IPT治療者の言い方の例

○○さんは、これはおかしいな、とか、よくわからないな、と思っても、それを相手に伝えずに自分で飲み込んでしまう、というパターンを繰り返して来られたと思います。そういうことを伝えるのは、苦手ですよね。実は、それはここでも起こりうるのです。もちろん私も努力して、おかしい

な、と思われるような対応をしないようにしますが、それでも絶対に起こらないという保証はできません。お願いしたいのは、そういうときに、必ず教えていただくことなのです。そうは言っても、初めてのことでしょうから、いきなりペラペラと異議を申し立てろ、と言われてもできないと思います。最初の２〜３回は、ご家族を通して伝えていただいてもけっこうです。また、何かに書いてきていただいてもけっこうです。とにかく、そのままにしないでいただきたいのです。どんなことを言われても、私は怒りません。そんなことを言う人は治療しない、などと言うことも絶対にありません。これは、治療の一環としてやっていただきたいことなのです。

　これは実はとても重要である。なぜかと言うと、どれほどこちらが「患者の代弁者」になったつもりであっても、患者にとって治療者は権威者なのである。「上の者に逆らうのは失礼である」という文化の中で育ってきた患者に対して、「どうして文句があるのに言わなかったのですか」と問い詰めるのはアンフェアである。最初に「絶対に言ってくださいよ」と伝えておいて初めて、そういう会話が成立しうるのだと思う。

　もちろん、「どうして言わなかったのですか」などという詰問はIPTではあり得ない。せいぜい、患者が教えてくれたときに「よく言ってくださいましたね」とほめるくらいである。また、言えなかった気持ちを聞く際にも、「確かに言うのは難しいと思いますが、その気持ちを少し詳しく教えていただけますか」というように、優しく尋ねる。

　治療関係を利用するのは、タイミングが重要である。問題が起こったとき（遅刻、何も言わない、など）に用いると特に有用だが、信頼関係ができてからでなければ用いるべきではない。まだ信頼関係ができていないうちに「あなたが遅刻をしたのは、治療に何か疑問があるからですか」などとやってしまうと、患者は自分の遅刻を責められたと感じ、「この人もまた自分を拒絶している」と思うだけである。信頼関係ができる前の遅刻については、「うつ病になると、時間通りに行こうとしてもなかなか行けないものですよね。身体がこんなに重いのに、よくここまで来られていると感心していますよ」と言って、病気についての教育をするのにとどめるのが妥当である。

　もちろん、患者が治療に対して抱く不満の中には、真実が含まれていることもある。すべてを「患者の問題」として片づけず、治療のあり方を見直して改善につなげる努力は常に欠かさないようにするのが望ましい。私も実際に、患者に指摘されて自分の至らない点に気づいたことが多々ある。そういうときに

は、素直にお礼を言うことにしている。治療者のメンツはどうでもよいことである。まずは患者を治すこと、そして治療者の技能を向上させること、が重要である。

9．補助的技法（契約設定、管理上の詳細）

これは細々とした事務的なことである。私が治療契約を交わすときには、それ自体が実用的であると同時に教育的でもあるように工夫している。たとえば、キャンセルについての扱いである。私は自由診療をしているので、突然のキャンセルはもちろん財政上深刻な問題になるし、キャンセル待ちをしている他の患者の機会を奪うことにもなる。それについては、以下のように説明する。

> **IPT治療者の言い方の例**
> 原則として、予約の48時間前までにご連絡をいただければ、一切キャンセル料はかかりません。留守番電話に入れていただくか、メールをいただければけっこうですが、その時間で判断しますので、こちらがいつ気づくか、ということは心配しないでください。また、当日のキャンセルであっても、たとえば台風で電車が止まった、というような、誰が考えても来院は無理だと思うような状況であれば、キャンセル料はいただいていませんし、相談して電話面接に切り替えることもできますので、事情を説明してください。

ちゃんとコミュニケーションをすれば、キャンセル料を払わなくてすむ、という魅力は、患者が勇気を出してコミュニケーションをしてみようという動機を引き出すのに役に立つだろう。

予約について言えば、「ちゃんと予約通りに受診できるだろうか」ということがプレッシャーになる患者は案外多い。特にキャンセル料がかかったり他の患者に迷惑がかかったり、という状況下ではそのプレッシャーはかなり強いものになるだろう。そういう患者に対しては、私は次のように説明することが多い。

> **IPT治療者の言い方の例**
>
> うつがひどいときに、ここまで来るということがどれほど大変なことであるかはわかっているつもりです。今回16回の面接というお約束をしましたが、私の感覚としては、そのうち何回かはいらっしゃるのが無理かもしれないな、と思っています。ご本人がどれほど努力されても、そういう病気なのですから仕方のないことです。そういう場合のキャンセル料がもったいない（他の患者さんに迷惑がかかって申し訳ない）という気持ちも人間として理解できますが、この病気は、例えば12回の面接のために16回分の予約をとる必要がある病気だ、というふうに考えていただけませんか？　もちろん、16回全部にいらっしゃれればそれだけ治療も進むと思いますが、16回分の予約をとって例えば12回いらっしゃれれば、ずいぶんプラスになると思います。

　また、契約時に特に強調するのは、前述した治療関係に関することである。何か不満や疑問があったら知らせる、ということを患者の重要な課題として位置づけるのである。うつ病などになる患者は、それが自分の責任だと納得すれば、一生懸命やってくれることが多い。

10. その他の工夫

　マニュアルにおいては特に「技法」として定められていないことであるが、IPTを実践してきた経験から、役に立つと思われるものを以下に述べる。お役に立てば幸いである。

1 感情を話すことが苦手な人の扱い

　IPTは「感情に根づいた治療」である必要性があるが、患者の多くは感情に直面することが怖いため、知的な議論をしたがる。感情が生き生きと語られている限り、治療者は治療に退屈を感じないものである。治療が退屈になってき

たときは、感情がなくなっているときであると言える。そういうときには、原点に返って、IPTとは、「現在進行中のやりとり」と「気持ち」との関係を振り返るものだ、ということを思い出そう。具体例を聞き出す質問が有効である。

> **IPT治療者の言い方の例**
> 今「彼は欠陥人間だと思う」とおっしゃいましたが、そう考えた具体的な根拠を教えていただけますか。彼が何をして、何を言ったときにそういう結論に達しましたか。

> **IPT治療者の言い方の例**
> 「生きていることそのものがつらい」とおっしゃいましたが、どういうときにそう感じたか教えていただけますか。……いつもですか。つらいですよね。その気持ちを強く感じるときとそうでもないときがあると思います。最近特に強く感じたのはいつでしたか。

2 話し合われている話題と治療関係についての感情をモニターする

　IPTは感情に注目していく治療法であり、治療で話し合われていることや治療者に対する患者の感情はずっとモニターしていく必要がある。患者の顔色など全体的に気を配ることは重要だが、限界もある。その際に、私が役立つと感じているのは、何かを話し合ったとき、あるいは、治療者が患者に何かを伝えたとき（病気についての心理教育を含む）、患者の気持ちを聞くというやり方である。

> **IPT治療者の言い方の例**
> 今、このようなことを話し合ってきて、どんな気持ちですか。

> **IPT治療者の言い方の例**
> 私が申し上げたことを、どんなことを感じながら聞いていましたか。

　この手法は、治療の「息つぎ」としても重要である。治療者がどれほど患者の代弁者であるつもりでいても、患者にとって治療者は「立場が上の人間」である。治療者が話し合いを主導しているつもりでなくても、あるいは、自分の

意見を押しつけているつもりでなくても、患者は自由を感じられないことがある。そのような患者の「息苦しさ」に対して「息つぎ」を与えるのが、これらの質問の役割でもある。

そのような質問をすると、治療者の提案のどの部分に患者が難しさを感じているかということがわかってさらなる話し合いにつながったり、もっと重要な話題があるということがわかったりすることが多い。

なお、この手法を用いて何かがわかったときは、「それを教えていただいてよかったです」とプラスのフィードバックをしておいた方が患者の気持ちを楽にするだろう。

3 焦点を維持する

IPTにおいては、焦点を維持することが効果のための命であり、また、それゆえ、治療者が唯一積極的になるポイントである。前述したように、「前回お会いしてからいかがですか」という質問で面接を始めることも、そのための重要な工夫の1つである。46ページで示したように、最近の具体的な出来事へと自然に焦点を戻すこともお勧めである。

それでも、話が焦点から逸れた場合には、合意した問題領域を持ち出すことが役に立つ。その際、前の話題を否定したり打ち切ったりする必要はない。区切りのいいところで、きわめてさりげなく次のようなことを言えばよい。

> **IPT治療者の言い方の例**
> さて、この治療では、ご主人との現在の関係のずれを埋めていこうと決めましたよね。そのテーマについて、前回以降は、いかがですか。

また、類似の例が出てきたときは問題領域に結びつける。

> **IPT治療者の言い方の例**
> その同僚の方との話をうかがって、ご主人とのテーマを思い出したのですが、やっぱり言葉が足りないと、相手はますます心配になって見当違いなことをする感じがします。そういう考え方は、いかがですか。

問題領域を変えるときは、はっきりさせることが必要である。

IPT治療者の言い方の例

　今までは、お母さんとの関係と、どういうふうにして人間関係を増やしていくか、ということを焦点にやってきましたが、彼とのよりが戻ったということなので、やはり彼との関係を治療の中心に置いた方がよいと思います。いかがですか。今まで話し合ってきたことも生かせると思いますが。

4 症状評価尺度の利用

　IPTでは、ベック抑うつ評価尺度やハミルトン抑うつ評価尺度などを定期的に使うことを奨励している。これは、もちろん、「症状と対人関係問題の関連づけ」のために行うものである（対人関係問題が解決されてくることによって症状スコアも改善することが目に見えてわかる）が、それと同時に、うつ病についての教育にもなる。何度も評価尺度をやっていれば、何がうつ病の症状であるかを嫌でも学習することになるからである。そうすれば、再発を早く見つけられるようになるだろう。
　よく、「どのくらいの頻度で行うとよいのですか」という質問をいただくが、結論から言うと、頻度よりも「定期的に行うこと」の方がより重要である。たとえば、3～4セッションに1回でもよいだろう。

5 対人関係の重要性にメリハリをつける

　IPTは重要な他者との関係に焦点を当てる治療法であり、「悲哀」は重要な他者の死、「不和」は具体的に特定できる重要な他者との関係性、「変化」では、特にその中で重要な他者との関係性がどう変化しているかということ、「欠如」は重要な他者がいないということそのものを扱う。
　重要な他者との関係にできるだけ集中する、という姿勢も、IPTの効果を上げる。あまり重要ではない人間関係にはそれなりに手を抜くことができるようになり、そのことに罪悪感を抱かなくなる。これは実は、役割期待という観点からも説明できる。次の症例を見ていただきたい。

IPT治療者の言い方の例

患　者：この前、死にたい気持ちが強くなってしまって、バイトに行かれ

なかったんです。それで自分って本当にダメ人間だなって思いました。
治療者：そうなんですか？　死にたい気持ちが強くなったということは、症状が悪くなったということですから、バイトくらいお休みしても当たり前なのではないですか？
患　者：それは、そう考えられるようになってきました。休んだのはよかったと思います。そのまま寝て、次の日にはだいぶましになりました。
治療者：すごいですよね。そんなことができるようになったんですね。
患　者：問題は、そのときの言い訳なんです。「田舎のおばあちゃんが病気になって……」って嘘をついちゃったんです。そうしたら、次にバイトに行ったときに、店長の顔が怖いんですよね。
治療者：「嘘だろう」とか言われたんですか。
患　者：いえ、それはなくって、「おばあちゃん大丈夫？」って言っていましたけど……でも気になっちゃって。
治療者：嘘をつくのは嫌なんですね。
患　者：はい。
治療者：でも、ちょっと違った角度から見てみてください。○○さんは、店長にどこまでわかってほしいのですか。死にたい気持ちも全部わかってもらって、人生を引き受けてもらいたいのですか。
患　者：（笑い出しながら）いいえ。だって、ちょっとバイトしているだけですから。
治療者：そうですよね。人生を引き受けてほしいのなら、すべて正直に話さなければならないでしょうけれども、期待することが限られているのなら、限られた範囲で必要な分だけ、伝えればいいのではないですか？
患　者：なるほど……。
治療者：店長に期待することは何ですか。
患　者：バイト料。あと、いじめないでほしい。（笑う）
治療者：端的でわかりやすいですね。そうすると、休むということを連絡できただけで社会的には百点満点だし、その理由も「おばあちゃん」と、人をギョッとさせない常識的な理由を考えたのだから、百点満点ではないですか？　みんなが「それはしょうがないね」と思える理由ですよね。

患　者：はい。
治療者：それとも、○○さんは、店長にギョッとしてほしいのですか。
患　者：（笑いながら）そんな趣味ありません。
治療者：でしたら、今回○○さんがなさったことは、「嘘をついた」ということではなくて、店長に引き受けてもらいたい範囲を明らかにした、ということだと思いますが、いかがですか。
患　者：そんな考え方があるんですね。いやあ、気持ちが軽くなりました。

　このような考え方は、就職時の面接で何を聞かれたらどう答える、などというロールプレイをする際にも、とても役に立つ。職場の人に何を知っておいてほしいのかという観点から整理すると、「嘘をついている」というような道徳的な罪悪感から逃れることができるだろう。

6 治療者のちょっとした失敗はちゃんと説明する

　治療者も人間である。前の晩、徹夜していることもあるだろう。患者が話しているときに、あくびをしてしまうこともあるかもしれない。対人関係に敏感な患者であるから、そんな治療者を見ると、「自分は迷惑な存在なのだ」「治療者は自分の話がつまらないと思っているのだ」と考えるに違いない。第2章で、治療者が最も率直なコミュニケーターになることの必要性を述べたが、「失敗した」と思ったときには、ぜひ、それを率直に伝えてほしい。
　「今、私があくびをしたのはご自分のせいだと思われましたか。ごめんなさい。全然違うのです。私は実は昨日、原稿書きで徹夜をしていて、単に眠いのです。でも、○○さんの話はちゃんと聞いています。気にしないで、もっとお話ししてください。○○さんのことですから、そんな過労の人に迷惑をかけてはいけないのではないか、と思われるでしょうね。お願いですから、そういうことは考えないでくださいね。私は自分がやりたいことしかやっていません。この時間の私の目的は、○○さんの症状を良くすることにあるのです」というふうに言えば、患者にとっても良いロールモデルとなるだろう。「あくび」という失敗も、きちんと説明すれば生かすことができるのである。

7 「重要な他者」の治療参加について注意すべき点

　IPTは本来個人療法として開発されたものであるが、現在では夫婦同席面接やグループ療法の形も開発されている。その他、思春期用のIPT‒Aでは、保護者が少なくとも初期に同席することが望ましいとされている。最近では認知障害をもつ高齢うつ病患者の治療において、介護者を柔軟に参加させる方法が注目を集めている。また、成人のIPTでも、必要に応じて重要な他者が部分的に同席することはよくある。これはIPTが開発された当初からそうである。

　重要な他者の同席は、すべてのセッションにしろ、部分的にしろ、特に「対人関係上の役割をめぐる不和」の患者の場合には、とても役に立つ。コミュニケーション分析も、その場で結論を出していくことができる。治療者にとって、神経は使うが「手っ取り早い」ことは確かである。それはそれでよいのであるが、注意すべき点が2つある。

　1つは、終結に向けてのことである。患者が1人で重要な他者とのやりとりをした治療であれば、終結に向けての自信をつけるのは比較的容易である。

IPT治療者の言い方の例

治療者：すごいですね。よくがんばって、これだけのことができるようになりましたね。

患　者：いいえ、すべては先生のおかげです。先生がいらっしゃらなかったら、こんなこと、とてもできませんでした。

治療者：○○さんには、これだけの力があったのに、今まで発揮されていなかったのですよね。いくら私でも、何も力がない人に、力をつけていただくことはできません。やっぱり○○さんご自身の力だったのです。それに、考えてみれば、私はここで偉そうなことを言っていただけで、実際に相手に向き合って変化を起こしてきたのは、○○さんご本人だったのですからね。本当に、よくがんばってこられましたね。心から、すごいと思います。

　ところが、同席面接が多いと、この「実際に相手に向き合って……」というくだりが使えなくなる。それだけ、自立させることが難しくなる、と言ってよい。

　したがって、同席面接が多かった場合には、終結に向けて、より配慮をする必要がある。私がよくやるのは、当事者同士の話し合いの時間を定期的にもっ

てもらう、という方法である。面接において投げかけたテーマを、決められた時間（たとえば、土曜日の夜9時～10時）に話し合ってもらい、その成果を次の面接で報告してもらうのである。最初の頃には面接の中でしか話し合えなかった2人も、定期的な話し合いの中で多くを解決できるようになるはずである。終結にあたっては、その習慣を維持するように伝えることで、その後に向けての安心と自信につながるはずである。

　もう1つの問題として、守秘義務がある。IPTはパターナリズムに基づく治療法ではないので、治療者の勝手な判断で患者の個人情報をやりとりすべきではない。重要な他者との話し合いで何は触れてよいか、何に触れないでほしいか、ということは事前に患者と相談すべきである。治療者はあくまでも「患者の」代弁者なのであり、中立的な立場にあるわけではない。このような姿勢は、信頼関係の構築にとても力がある。うつ病の極期で、何を話してもらいたいかすら判断できなくなっている場合でも、治療者が患者のプライバシーに気を遣っていることを明らかにした上で、「うつ病の治療をする上で必要だと思われる範囲」で説明することの了解はきちんと得ておいた方がよい。

　なお、同席面接において「裁判官役」を求められることの問題については、98ページで触れた。

第 7 章

トレーニングを進めていく上での注意点

IPTのトレーニングは、もともと、精神療法の経験をかなりの程度積んだ人に対して行われてきた。今後はより初心者に対するトレーニングも検討する必要があるとされているが、今までのところは、精神療法において基本的に必要とされる素養があることを前提に、IPTのトレーニングが行われている。マニュアルを読むこと、ワークショップなどに出ること、そしてスーパービジョンを受けることがその基本である。

　IPTのトレーニングの中心となるのは、やはりスーパービジョンである。私自身もトレーニングを行ってきた経験から、実際のセッションを詳しく見て初めて、意味のある修正ができると感じている。

　そうは言っても、日本においてIPTのスーパービジョンを受ける機会はまだまだほとんどないだろう。そういう読者のために、入門者が陥りやすいポイントを、実際にスーパービジョンをした症例を通して紹介したい。こんな雰囲気で、本書やマニュアルを参考にしながら、ご自分の症例をチェックしていっていただきたい。その際には、自分のセッションをコミュニケーション分析するような気持ちで振り返るとよいだろう。「自分は何を引き出したくて、この質問をしたのか」「それはIPTの焦点に合ったことだったか」「その結果、患者から実際に引き出されたのは何か」といった具合に、である。

　ここで紹介する症例は、恋人との不和を焦点にしたものである。なお、この症例も「不和」であるが、症例を選べるのであれば、トレーニングの最初の症例は「不和」を選ぶのがよいと私は思う。「現在進行中の対人関係上のやりとり」と「気持ち」の関連づけ、というIPTならではの感覚がよくわかるからである。また、詳細な調査（探索的技法、コミュニケーション分析）→ 選択肢の詳細な検討（決定分析）→ 練習（ロールプレイ）という、IPTの得意なパターンを身体で感じられる機会も多い。さらに、もしも寛解まで導入できなかったとしても、本書に書かれているような注意をよく守って治療を進めていけば、患者は対人関係上の改善について何かしら進歩と感謝を感じることができると思う。定型的なIPTが行えない環境の方は、コミュニケーション分析だけでも試していただくと雰囲気がつかめると思う。【　】内が、スーパービジョン的コメントである。

治療者：調子はいかがですか。
患　者：身体の調子が悪いですね。
治療者：気持ちはどうでしょう。【気持ちに焦点づけ直している。OK】

患　者：ああ、それも悪いですね。
治療者：なぜだと思いますか。【出来事と関連づけようとしている意図はOK。できれば「気分が悪くなるようなことがあったのでしょうか」というように、より出来事を答えてもらえる質問にした方が無難】
患　者：この先、彼とやっていけないな、という雰囲気が強まってきたからだと思います。
治療者：彼に会ったんですか。【出来事に話を戻している。OK】
患　者：いいえ。電話です。土曜日は私の誕生日だったんですよね。それで、彼は高級レストランでお祝いしようって言ってくれたんです。場所が決まったら連絡するねって言っていたのに、土曜日の夜中になっても連絡は全くなしで。日曜日の昼前に突然連絡があって、夕方出張に行くまでの時間なら会えるから、今から会おうって言うんです。高級レストランの予約もしたからランチをしようって。私はキレて、「もう別れよう」と言いました。
治療者：キレた、というのは？【気持ちに焦点を当てる質問という意味ではOKだが、このひどい状況を聞くと、「それは、キレて当然ですよね」というような言葉があってもよかったかもしれない】
患　者：土曜日に会おうって言っていたのに、何の連絡もなくて。それで突然今から高級レストランでランチしよう、ですよ。日曜の朝で、メイクもしていないし。いい加減にしてほしい、と思いました。
治療者：その気持ちは伝えましたか。【コミュニケーション分析に入ろうとしているのはOKであるが、「その気持ちは伝えましたか」という質問は、伝えることが難しいと思っている患者にとっては責められているような響きをもちかねない。「それで何て言ったんですか」というくらいの質問の方が好ましい】
患　者：伝えました。
治療者：どういうふうに？【詳細を聞いている。OK】
患　者：彼が「何で別れるの？　せっかくレストランとったのに」と聞いてきたので、「それくらいわかるでしょ」と言いました。
治療者：彼は、何と言っていましたか。【前に同じ。OK】
患　者：謝っていました。
治療者：それを聞いてどう思いましたか。【問題あり。具体的に何を聞いたのかが明らかにされていない】
患　者：よく覚えていないですね……。（関心がなさそうな様子）【「謝っ

ていました」の後に「どのように謝っていたんですか」と具体的に聞いていないので、この気持ちが拾えていない。もっとコミュニケーション分析を丁寧に行うべきところである。彼の謝罪の具体的な言葉が出てくれば、「よく覚えていないですね……」という反応にはなり得ないはずである。また、治療者側も「そう言われてしまうと○○と感じませんか」というような誘導質問をすることもできる。まずは出来事をきちんと再現してもらい、それについての気持ちを聞く、というのがIPTの探索の基本。コミュニケーション分析を行うときには、もっと「食いつく」ことが必要】

治療者：もういいやって感じでしたか。【患者が返答に行き詰まっているときは、失敗に気づいて焦点づけをし直すチャンス。このような質問よりも、前に戻って、「そもそも彼は何て謝ったんですか」と聞いた方がよかった】

患　者：あなたはどうしたいの、っていう感じですね。だいたい、彼の方ですよ、誕生日にディナーに行こう、なんて言い出したのは。

治療者：その気持ちを伝えて、彼の気持ちを聞きましたか。【「その気持ち」がまだよく探索されていない。前の患者のコメントは、すべてが「彼」についてであって、患者自身の気持ちは語られていない】

患　者：はい。

治療者：聞いていかがでした？【「どのように伝えたんですか」「それに対して彼はどう答えたのですか」とコミュニケーション分析をしなければ、そこで何が起こっているのかわからない。つまり、彼が何を悪いと思って謝っているのか、彼には何ができるのか、ということもわからない。具体的なコミュニケーションを聞き出した上で、「そう言われるとどう思いますか」と聞くべきところである。全体に、患者に遠慮してしまい、自信をもってコミュニケーション分析が進められていない印象あり】

患　者：ひたすらごめんなさいと謝っていました。

治療者：他には？【やや意図が不明な質問。何についての追加情報がほしいのか】

患　者：「あなたはいったいどうしたいの？」と聞いたら、「もう少し会社が安定したら結婚したい」って言っていました。「ベンチャー企業を立ち上げてから忙しすぎて、約束しても守れないことが続いているのはわかっている。私が喜ぶことをしたいと思っても、時

間的な余裕がない。でも、私は何も文句を言わないから、申し訳ない、もっと喜ばせなくちゃ、と思って、高級レストランとか、いろいろ考えてみるんだけれど、結局全然できていなくて、どうしたらいいかわからなくなってしまった」って言っていました。

治療者：結婚したいと言われてどう思いましたか。【かなり問題あり。ここは重要なポイントであった。彼女が自己主張せずに許してしまうことがかえって彼を追い詰めている、というパターンについて話し合えるはずのところだった。自己主張しない彼女のコミュニケーション・パターンを焦点にしている以上、このようなところは見逃すべきではない。「彼が言っていることはどういう意味だと思いますか」と、彼女の解釈を聞いてみるべきところである。「結婚したいと言われてどう思いましたか」という方に進んでしまったので、重要な点を逃している。】

患　者：私自身、冷めちゃっているんですよね。「結婚したい」と言われても、あまり嬉しくなかった。まあ、悪意はないんだな、嫌がらせをしていたわけではないんだな、ということはわかりました。

治療者：その点、お互いにずれているところがあると思うけど、そのことに関してどう思いますか。【問題あり。「そのこと」とは何か、話が具体的ではない。「嫌がらせをされていると感じるくらいにずれていたんですね。つまり、C子さんのどういう気持ちに対して、彼がどういうふうに嫌がらせをしている、と思われたわけですか」と、もう少し説明してもらわないとわからない】

患　者：こういう問題って今までの積み重ねだから。

治療者：そのことは彼に言いましたか。【これも、「彼に言ってみましたか」くらいの聞き方の方が、「言うべき」という価値観が感じられなくて軽いと思う】

患　者：はい。

治療者：彼は何て言っていましたか。【OK】

患　者：言っていることはわかると言っていました。

治療者：不信感が積み重なっていることを、彼はピンと来ているようでしたか。【治療者自らが、非言語的なコミュニケーションを推奨しているようなもの。もっと具体的な会話を聞き出し、不信感が積み重なっていると認識しているということを、彼は言葉で表現したか、というポイントは押さえておくべきである】

患　者：もちろんでしょう。だって、こんなことがしょっちゅう起こっているんですから。

治療者：そのことについてお話はしました？【患者のパターンは、典型的な「自分の言いたいことは伝わっているという誤った憶測」である可能性が高い。そこに「そのこと」と言っても、治療者が何を聞いているのか、よくわからない】

患　者：はい、今まで何度も話してきました。

治療者：たとえば、この土・日のレストラン騒動の件については？【ここでようやく出来事の話に戻っている】

患　者：夕方、急に仕事の会食の話が入ったそうなんですよ。彼の先輩が、人に会うことになっていて、その人と知り合っておくとプラスだから、と誘ってくれたそうなんです。彼は、ちょっと顔を出して、後で私とデートすればいい、と思ったそうです。私に連絡すると仕事を優先していると思われそうだったので、連絡できなかったんだそうです。ところが、会った人との間でとんとん拍子に仕事の話が進み、抜けられなくなっちゃったんですって。気づいたら深夜で、とても連絡できる時間ではなく、明日埋め合わせよう、と思ったそうです。お粗末な話ですけど、まあ、もともと何かに縛られるのが苦手な人なんでしょうね。だからベンチャーとか始めちゃうんですよね。

治療者：C子さんが相手に期待することは、頻繁に連絡してほしい、ということなんですね。【問題あり。ここで焦点とすべきことは、連絡の頻度ではなく、「伝えてもらわないとC子さんは準備もできないですよね。レストランに行くのか行かないのかがずっとわからない、何時まで待ったらいいかもわからない、というのはかなりのストレスですよね」「彼の仕事のことは基本的に応援しているのだから、不確かなまま待たされるよりも、仕事の会食に行くとはっきり言ってもらった方がよかったのではないですか」「そういうときにC子さんが電話をすると、彼は答えてくれるのですか」というふうに、期待のズレと、それを埋めるコミュニケーションについてもっと探索すべきところ。どこまでが患者の限界かを探り、「電話をすれば答えてくれる」ところなら耐えられるのであれば、そのための新しいコミュニケーションを提案していく】

患　者：前はそう思っていたんですけど。この前怒ったとき以来、毎日「愛

している」とかメールがくるんですけど、なーんか違う感じ。
治療者：この前それだけ話してみて、どう思われましたか。【問題あり。「なーんか違う感じ」について、もっとよく聞いてみるべき。彼女は彼のメールに返事をしているのかどうかも聞く必要がある。彼のペースを押しつけられて不快である可能性が考えられるので、そのような話が引き出されたら、それを「ずれ」として扱い、患者のペースが守られるようなやり方を考える】
患　者：あと1回だけ信じてみようかな、と思いました。
治療者：彼が信じられないのですか。【「やりとりの中のどの部分で、信じてみようと思われたのですか」と聞いて、患者の期待を明確にすべきところ。治療者自らが観念論に入っていっている】
患　者：人に信じてもらうための条件、みたいなのってあるじゃないですか。
治療者：C子さんが、彼に期待していることを変えるというのはどうですか。【このように直接聞くことはしない。このように聞くと、彼女の現在の期待が不適切であるということを指摘するようなもの。聞くのであれば、期待をもっと具体的にした上で、「彼はそもそもそういうことができる人なんでしょうか」というふうに、期待の実現可能性を聞く】
患　者：たぶん、私は、人はどうすべき、という考えが強すぎるのだと思います。前つきあっていた人にも言われました。
治療者：人はこうすべき、と思うとどんな気持ちになりますか。

　驚くことではないが、このセッションはこの後、完全にIPTから逸脱し、哲学的な議論に終始している。そして、彼の人物評価のような会話に陥っていく。
　私も、特に疲れているようなときには、気づくと認知に焦点を当てているようなこともある。そういうときには、治療がうまく進まない。幸い、IPTはいつでも軌道に戻せる治療法なので、気づいたらすぐに、「対人関係上に実際に起こった出来事」「具体的に交わされたやりとり」に焦点を戻すように心がけていくとよいと思う。だいたい、「治療がうまくいかない」と感じるときは、こちら側に問題がある。焦点がずれていたり、何らかの方向に進みたいがために治療者が話しすぎて患者の自由なスペースを奪っている、というようなことが多い。私は患者との会話、特に患者が話したことはすべてカルテに逐語録に近い形で書くようにしているが、自分が話しすぎると手元がおろそかになる。カルテの白紙スペースが増えてしまったときは、「話しすぎた」と反省するこ

とにしている（病気についての心理教育は除く）。

また、この症例からわかるように、コミュニケーション分析はやはり徹底的に行うべきである。それは、患者の現実から離れずに、治療の立ち位置を確かなものにするためには有効な方法である。コミュニケーション分析をきちんと行わずに議論を積み重ねているために、そもそも何の話をしているのかわからなくなってしまっている箇所もいくつかある。全体に、治療者が患者の手の上で転がされているような印象のある症例だが、その一つの理由が、コミュニケーション分析の「食いつき」が足りないため治療者側が足がかりをつかめていないことにあると思う。

その他、よく聞かれる質問や、スーパービジョンを行っていて気づいた点を挙げておく。

Q 恋人との不和を焦点にしている患者が、会社の上司に対して頭に来た、というような出来事を話したときには、触れない方がよいのか、触れた方がよいのか？

A 答えは、「触れた方がよい」である。特に対人関係テーマの話であれば、焦点としている重要な他者と関係がない話に聞こえても、検討してみる価値はある。少なくともそのときに患者の頭がそのことでいっぱいになっているのであれば、なおさらである。何かで頭がいっぱいになっているときに、別の話をされても、集中できないのは当然だからである。たとえば、以下のように扱う。

IPT治療者の言い方の例

患　者：上司がどうしようもないんですよね。急に残業を命じてきたり、頼まれてもいない仕事を「頼んだはずだ」と言って怒ってきたり。ああいう人は何なのでしょう。

治療者：難しそうな方ですね。それで、○○さんはどう対応されているのですか。

患　者：まあ、一応上司だから、「はい」とか言っています。

治療者：急な残業にもつきあうんですか。

患　者：だって、誰かがやらなければ仕方ないじゃないですか。

治療者：他の人は？

患　者：みんな、けっこううまくやっていますね。要領が良いんでしょうね。

治療者：うまく、というのは？
患　者：残業を言われても「今日は都合が悪い」とか。
治療者：○○さんは、そう言わないんですか。
患　者：だって、実際用事もないし。嘘をつくのは嫌だし。
治療者：都合って、用事だけではないですよね。今○○さんはうつ病ですから、早く帰って休むことも都合ですよね。そういう話は、今までさんざんしてきましたね。
患　者：……はあ。でも、言えないですよ、やっぱり。断るのってできないんです。
治療者：そうですね。それが○○さんの苦手なところですよね。それは、彼との間でも扱ってきたテーマですよね。断ることができなくて、振り回されてしまって、結局疲れがたまる、というパターンですよね。
患　者：……そう言われればそうですね。
治療者：この１週間、彼との方はどうだったんですか。やはり同じようなことがありましたか。それ以外のことでもいいですけど。

Q 対人関係とは関係のなさそうな話題が出た場合、扱うべきか？

A これは、ケースによる。たとえば、摂食障害の患者が「やせたい」「過食がひどい」という話を延々とし始めたら、それにつきあうべきではない。「そうですか、大変ですね。病気が治るまではそういう症状は続きますね。だから一緒に治していきましょうね」と言って、「さて」と、対人関係のテーマに入っていく。なぜかというと、摂食障害に対するIPTでは、症状はストレスマーカーとして扱うべきもので、いわば「体温計の温度」みたいなものだからである。体温について詳しく話し合っていっても意味がなく、なぜそんなに高熱が出ているのかを話し合うべきである。

　一方、扱うべきかどうかがすぐにはわからない話題もある。そういうときには、しばらく聞いてみる必要もあるだろう。いずれにしても、患者が「自分の話を聞いてもらえなかった」と感じることがないように、うまく対人関係の問題領域に結びつけていく工夫が必要である。たとえば、次の例である。この患者は、うつ病による休職から復職する、というテーマを抱えた男性で、職場復帰という「役割の変化」に取り組んでいた。

IPT治療者の言い方の例

患　者：最近、ニュースを見ていると本当に頭に来るんです。
治療者：たとえばどういうことが頭に来るんですか。
患　者：政治家ですよ。本当に自分たちのことしか考えていない。一般庶民のことなんて、全く考えていないんですから。みんな、自分の金と名誉のことばかりです。
治療者：そうかもしれませんね。
患　者：やっぱり国の上に立つ者、もっとしっかりしてほしいですよね。
治療者：その通りですね。そういうニュースを見ていると、たとえばご自身の生活に照らして、何か感じるところがありますか。
患　者：どういう意味ですか。
治療者：今、Ｉさんは職場復帰に向けて治療をしていますよね。そういう観点から、どうなんでしょう。
患　者：……うーん、そうですね。不安なんですよね。何だか、自分の状況の不安定さを支えてくれるのって、最終的に社会だという気がするんです。それなのに、その社会を政治家たちが食い物にしている。
治療者：なるほど。もちろん政治の腐敗は頭に来るテーマですが、Ｉさんのような状況だと、ますます頭に来ますよね。もう一度、Ｉさんが今感じていらっしゃる不安定さをまとめていただけますか。

Q　IPTは女性向きの治療法なのか？

A　私は女性患者を診ることが多いので、本書の症例も自動的に女性が多くなってしまっているが、この質問の答えは「ノー」である。国際的にも、男女ともに役立つ治療法であるというふうに認識されているし、性差を見いだしたデータもない。女性に特化した研究があるのは、単に、産前産後という、女性に特有な、薬の飲めない時期があることが大きな理由であると思う。また、うつ病そのものが女性に多い病気だということもあるだろう。摂食障害に至っては、ますますそうである。

　実際に、男性にも女性にもIPTを適用してきて、どちらにもよく効く治療法だと感じている。これはあくまでも全体的な傾向であるが、男性は「男子たるもの、弱音を吐くべからず」という文化の中で育てられていることが多く（最近はそれも変わってきているようだが）、気持ちを表現すると

いう習慣が全くない人もいる。もちろん、そういう姿勢が、対人関係上のずれを生み、IPTの治療対象となるような状態に陥るのも想像に難くないだろう。最初は「気持ちを話してください」と言っても、評論家みたいなことしか言えない人も多く、「悲しい感じと、悔しい感じと、どちらが近いですか」というような誘導尋問をしなければならないこともある。しかし、治療が進むにつれ、そのような人が気持ちを語れるようになることの効果はとても大きい。

　夫婦同席面接では、気持ちを表現する能力の発達段階の違いは明らかにしておいた方がよい。夫が気持ちを話さないのは、妻とのやりとりがどうでもいいからではなく、やり方を知らないだけなのだ、ということがわかれば、期待を修正することもできる。

Q　面接の逐語録をとると、患者が不愉快に感じるのではないか？

A
　この答えは「ノー」である。IPTは、少なくとも米国などでは、スーパービジョンのためにセッションの録画や録音をするのが当たり前になっている。患者には、スーパーバイザーのみがそれを見る、ということを伝えて同意を得る。これは、治療の質を確保するという観点からは、患者にとっても悪い話ではない。手術を受ける場合、まだ経験の浅い医師が1人で手術の執刀をするのではなく、隣に上司がついて確認してくれる、という環境の方が安心するのではないだろうか。スーパービジョンを受ける場合、患者にはそのような観点から説明してもよいだろう。未熟な治療者だと思うと不安を感じる患者もいるが、もっといろいろな角度から問題を検討して少しでも治療の質を上げ患者の役に立ちたい、というふうに説明すれば、患者は不安を感じることもないだろう。

　私も研究用の症例については、その質の保証のためにビデオを撮っているが、それ以外の日常臨床はカルテに手書きをしている。これは、スーパービジョンを受けるためではなく、患者がせっかく話してくれたことを無駄にしたくないからである。治療に行き詰まったときも、ヒントは患者が話した言葉の中にある。また、面接がIPTから離れてしまった、ということも、後になってカルテを読み返せば気づくことがある。

　患者がそれを不快に感じるという経験は、少なくとも私にはない。カルテは患者の目の前に置かれ、何が書かれているかも、見たければ見ることができる（時に、字の間違いを指摘されることもある）。私の経験では、

患者はそれを治療者の関心であり愛情であると感じてくれるようである。「〇〇先生のところに行ったら、前から何度も言っていたことなのに、初めて聞いたと言っていました。患者というのは、嘘でもいいから、前に聞いたと言ってほしいものなんです」と言われたこともある。治療者の記憶力にも限界はあるし、特に多くの患者を診ていれば、すべてを記憶することなど不可能である。私は、患者が私に期待することを「すべてを覚えてくれている人」ではなく、「すべてを記録しておいて、必要になったら読み返せる人」にしてもらうようにしている。ちらりと記憶にはあるけれども、よく思い出せない話が出てきたら、「以前にうかがったような気がしますね……」と、躊躇せずにカルテをめくって、該当ページを読み上げたりする。患者は「私、そんなこと言いましたか」とけっこう嬉しそうである。

　患者に転院を勧める場合に、抵抗する理由としてよく聞かれるのが「また最初から同じ話をするのですか」ということである。転院のケースとは違うが、患者が話してくれたことを無駄にしないという観点からは、詳しい記録をとっておくことは意味があると思う。

　なお、カルテを書いていたら患者の顔を見ることができないではないか、という問題もある。確かに、書いているときは見ることができない。私は自分が話すときには患者の目を見て話し、患者の話を聞くときには基本的にカルテを書いている。患者の様子が気になるとき（ちょっと沈黙があったり、口調が不規則になったりしているとき）は、顔を上げて、患者の表情を観察する。普段はカルテを書いているので、患者の顔を見ていない時間が長いが、患者は少なくともかなり熱心に聞いてもらっているということはわかるので、ないがしろにされているという気はしないそうだ。

Q 保険診療をしているので**面接時間が十分にとれないが、期間限定という枠組みを生かすにはどうしたらよいのか？**

A これは日本の臨床では共通した悩みだと思う。いずれはIPTのセッションに必要な時間が保険でカバーされるようになることを期待しているが、当面は限られた診療時間で患者を診ていく必要がある。その際は、定型的なIPTのように理想的な期間限定治療をすることはできないだろう。私自身が混雑した大学病院の一般外来でIPTを用いた経験からは、「期間限定」を意識するよりも「治療焦点の維持」「患者の自信を増す」ということを意識した方がうまくいくように思う。期間限定治療というのは、それ自体に意味があるというよりは、治療焦点を維持し、患者の自信を増

すことに意味がある。1回の面接に何分とれるかわからないような状況では、面接回数を決めることにはあまり意味がないだろう。ただし、定型的なIPTと同じく、対人関係フォーミュレーションをして、治療焦点への合意は得ておく必要がある。そして、患者が治療のコツをつかんできたら、「自分でもできる」という感覚を増していくような働きかけを行っていけばよいだろう。このあたりは、終結に向けての通常のIPTと同じである。

　なお、薬物を処方する医師が、ある一定期間IPTを取り入れるということも可能である。その場合は、どこからどこまでの何回がIPTのセッションになるのか、ということを明確にして、通常のIPTと同じように行う。IPTが終結した後も処方を続けるのであれば、維持治療という形をとるのか（一定時間を使って焦点化された精神療法を行うのか）、単なる処方医に変わるのか、ということは患者と明らかに話し合って契約した方がよいと思う。メリハリのある治療を、きちんと説明しながら行っていくことが、治療者と患者の「役割期待のずれ」を生まないためのポイントである。もちろん患者の期待も明らかにする必要があるので、治療者からの説明だけでなく、患者の気持ちも十分に聞いていく。

文 献

1. Klerman, G.L., Weissman, M.M., Rounsaville, B.J., Chevron, E.S. *Interpersonal Psychotherapy of Depression*. New York: Basic Books, 1984.（水島広子・嶋田誠・大野裕訳『うつ病の対人関係療法』岩崎学術出版社，1997）
2. 水島広子『対人関係療法マスターブック——効果的な治療法の本質』金剛出版、2009
3. American Psychiatric Association. *Diagnostic and Statistical Manual of Mental Disorders, Fourth Edition, Text Revision; DSM-IV-TR*. Washington, D.C.: American Psychiatric Association, 2000.（高橋三郎・大野裕・染矢俊幸訳『DSM-IV-TR精神疾患の診断・統計マニュアル 新訂版』医学書院，2003）
4. Frank, E. *Treating Bipolar Disorder: A Clinician's Guide to Interpersonal and Social Rhythm Therapy*. New York: Guilford Press, 2005.
5. Frank, E., Kupfer, D.J., Thase, M.E., Mallinger, A.G., Swartz, H.A., Fagiolini, A.M., et al. Two-year outcomes for interpersonal and social rhythm therapy in individuals with bipolar I disorder. *Archives of General Psychiatry*, 62(9): 996-1004, 2005.
6. 水島広子『対人関係カウンセリング（IPC）の進め方』創元社，近刊
7. Miller, M.D., Richards, V., Zuckoff, A., Morse, J., Frank, E., Reynolds, C. F. A Model for Modifying Interpersonal Psychotherapy (IPT) for Depressed Elders with Cognitive Impairment. *Clinical Gerontologist*, 30:79-101, 2007.
8. Carreira, K., Miller, M.D., Frank, E., Houck, P.R., Morse, J.Q., Dew, M.A., et al. A controlled evaluation of monthly maintenance interpersonal psychotherapy in late-life depression with varying levels of cognitive function. *International Journal of Geriatric Psychiatry*, 23(11):1110-3, 2008.
9. Bolton, P., Bass, J., Neugebauer, R., Verdeli, H., Clougherty, K.F., Wickramaratne, P., et al. Group interpersonal psychotherapy for depression in rural Uganda: a randomized controlled trial. *JAMA*, 289(23):3117-24, 2003.
10. Zlotnick, C., Johnson, S.L., Miller, I.W., Pearlstein, T., Howard, M. Postpartum depression in women receiving public assistance: pilot study of an interpersonal-therapy-oriented group intervention. *The American Journal of Psychiatry*, 158(4):638-40, 2001.
11. Mufson, L., Dorta, K.P., Moreau, D., Weissman, M.M. *Interpersonal Psychotherapy for Depressed Adolescents*. 2nd ed. New York: Guilford Press, 2004.→2版については年号不明
12. Wilfley, D.E., MacKenzie, K.R., Welch, R.R., Ayres, V.E., Weissman, M.M. *Interpersonal Psychotherapy for Group*. New York: Basic Books, 2000.（水島広子訳『グループ対人関係療法——うつ病と摂食障害を中心に』創元社，2006）
13. Weissman, M.M. *Mastering Depression through Interpersonal Psychotherapy: Patient Workbook*. New York: Oxford University Press, 2005.

14. Weissman, M.M. *Mastering depression through interpersonal psychotherapy: Monitoring forms.* New York: Oxford University Press, 2005.
15. 水島広子『自分でできる対人関係療法』創元社，2004
16. 水島広子『「うつ」が楽になるノート──みんなの対人関係療法』PHP研究所，2008
17. Weissman, M.M., Markowitz, J.C., Klerman, G.L. *Comprehensive Guide to Interpersonal Psychotherapy.* New York: Basic Books, 2000.（水島広子訳『対人関係療法総合ガイド』岩崎学術出版社，2009）
18. Weissman, M.M., Markowitz, J.C., Klerman, G.L. *Clinician's Quick Guide to Interpersonal Psychotherapy.* New York: Oxford University Press, 2007.（水島広子訳『臨床家のための対人関係療法クイックガイド』創元社，2008）
19. Weissman, M.M., Prusoff, B.A., Dimascio, A., Neu, C., Goklaney, M., Klerman, G.L. The efficacy of drugs and psychotherapy in the treatment of acute depressive episodes. *The American Journal of Psychiatry,* 136(4B):555-8, 1979.
20. Elkin, I., Shea, M.T., Watkins, J.T., Imber, S.D., Sotsky, S.M., Collins, J.F., et al. National Institute of Mental Health Treatment of Depression Collaborative Research Program. General effectiveness of treatments. *Archives of General Psychiatry,* 46(11):971-82, discussion 83, 1989.
21. Frank, E., Kupfer, D.J., Buysse, D.J., Swartz, H.A., Pilkonis, P.A., Houck, P.R., et al. Randomized trial of weekly, twice-monthly, and monthly interpersonal psychotherapy as maintenance treatment for women with recurrent depression. *The American Journal of Psychiatry,* 164(5):761-7, 2007.
22. Frank, E., Kupfer, D.J., Wagner, E.F., McEachran, A.B., Cornes, C. Efficacy of interpersonal psychotherapy as a maintenance treatment of recurrent depression. Contributing factors. *Archives of General Psychiatry,* 48(12):1053-9, 1991.
23. Fairburn, C.G., Norman, P.A., Welch, S.L., O'Connor, M.E., Doll, H.A., Peveler, R.C. A prospective study of outcome in bulimia nervosa and the long-term effects of three psychological treatments. *Archives of General Psychiatry,* 52(4):304-12, 1995.
24. Agras, W.S., Walsh, T., Fairburn, C.G., Wilson, G.T., Kraemer, H.C. A multicenter comparison of cognitive-behavioral therapy and interpersonal psychotherapy for bulimia nervosa. *Archives of General Psychiatry,* 57(5):459-66, 2000.
25. Wilfley, D.E., Welch, R.R., Stein, R.I., Spurrell, E.B., Cohen, L.R., Saelens, B.E., et al. A randomized comparison of group cognitive-behavioral therapy and group interpersonal psychotherapy for the treatment of overweight individuals with binge-eating disorder. *Archives of General Psychiatry,* 59(8):713-21, 2002.
26. 水島広子『拒食症・過食症を対人関係療法で治す』紀伊國屋書店，2007

索引

あ

愛着	118
アイデンティティ	119, 120
IPC	32
IPSRT	32, 36
IPT－A	35, 59
IPTの成功例のパターン	137
IPTの適用	31
IPTの特徴	20
IPTの目標	30
IPTマニュアル	38
当たり前の気持ち	84
アミトリプチリン	39
RCT（無作為化比較対照試験）	31, 39

い

医学モデル	4, 25, 26, 45, 47, 57, 128, 145
怒り	3, 89, 91
行き詰まり	94, 99
維持因子	60
維持治療	18, 21, 35, 40, 140, 145
依存	21, 27, 48
医原性トラウマ	128
医原性役割の変化	60, 124, 127, 181
Ⅰ軸障害	4, 25
Ⅰ軸診断	55
イミプラミン	39

う

ウガンダ	34
うつ病の対人関係療法	38

え

APA →米国精神医学会	
NIMH研究	39
エビデンス	3, 31, 67
エビデンス・ベイスト	18

お

オープン研究	31

か

解釈	5, 70, 158
学習性無力	91
過去の重要な関係	128
家族同席面接	56
過労	20
患者主導	72
患者治療者関係	47
患者の代弁者	44, 47
感情	151
話し合われている話題と治療関係についての感情をモニターする	165
感情の励まし	98, 116, 117, 153
「感情の励まし」を用いる上での注意	155
感情を話すことが苦手な人の扱い	164
鑑別治療学	45

き

期間限定	19, 21, 26, 40, 44, 146
期間限定治療	18, 141
期待	58
期待の修正	94

きっかけ	62	コントロール	118
気分変調性障害	60, 146	**さ**	
技法	26, 74, 149	罪悪感	3, 57, 87, 151, 169
逆転移	47	再交渉	94, 99, 121
教育	56, 70, 89, 144, 155, 162, 167	再燃	39
境界性パーソナリティ障害	25, 91, 109	再発	27, 39, 140
共感	70	三環系抗うつ薬	39
共同研究者	44	産前・産後うつ病	32, 35
共同作業者	44		

く

具体例	58, 165
クラーマン（Klerman, G.L.）	18
グループスーパービジョン	18
グループ対人関係療法（IPT－G）	38, 41
グループ認知行動療法	41
グループ療法	38

し

CBT →認知行動療法	
自殺	89, 119
支持的承認	150
思春期	38, 114
思春期うつ病	33, 35
思春期の「病者の役割」	35
思春期用のIPT →IPT－A	
自尊心の低下	119
親しさサークル	54, 59
実験	44
疾病利得	27
死別	29, 81
社会不安障害	60, 126
終結	138, 170
終結期	139
重度（ハミルトン抑うつ評価尺度が20以上）の	
うつ病	39
重要な他者	141, 167
「重要な他者」の治療参加について注意すべき点	
	170
宿題	79, 132
出産	35, 57
授乳	35, 57
受容的沈黙	90
症状と対人関係問題の関連	20, 167
症状評価尺度の利用	167
焦点	46
焦点を維持する	166
焦点化	21, 65, 141, 146
初期	53
初期のセッションの全体的な進め方	55

け

継続治療	140, 145
結婚	144
決定分析	45, 77, 78, 99, 122, 152, 159

こ

合意	65
効果データ	20, 38
行動	153
行動することの不安	122
行動療法	32, 36, 40, 119
コーピング・スキル	122
国際IPT学会	38
個人情報	171
コミュニケーション	59, 91, 94
コミュニケーション改善のためのガイドライン	
	110
コミュニケーションの扱い	105
問題のあるコミュニケーションパターン	108
コミュニケーション分析	77, 98, 99, 105
	121, 122, 151, 158, 174, 176
コミュニケーション分析の目標	109
「コミュニケーション分析」を用いる上での注意	
	158

職場復帰	27, 39
神経性大食症（過食症）	40, 60, 145
神経性無食欲症（拒食症）	41
身体化障害	36
身体表現性障害	66
診断	54, 55
信念	129
信頼関係	23, 47, 64, 146, 161, 162, 171
心理教育	23, 25, 68
心理社会機能	39

す

スーパービジョン	174, 183
スキル	5, 122, 142

せ

成功体験	77, 96
性差	182
精神内界	22
精神分析	22, 47, 128
精神力動	22
性的被害	113, 119
積極的	46
摂食障害	24, 36, 40, 114
摂食障害のグループ療法	127
セッション数	19
絶望	81
選択肢	45, 159

そ

双極性障害	32, 36, 38
喪失	114
苦しい喪失をした人の典型的なテーマ	85
ソーシャルサポート	29, 88, 118
ソーシャルスキル	4

た

退行	21
題材の直接的引き出し	151, 152
「題材の直接的引き出し」を用いる上での注意	152
対人関係カウンセリング　→IPC	

対人関係質問項目	54, 92
対人関係・社会リズム療法　→IPSRT	
対人関係上の役割をめぐる不和	28, 56, 61, 62, 91, 154
「対人関係上の役割をめぐる不和」の治療におけるポイント	97
対人関係に焦点を当てることには合意しているが問題領域に賛成しない場合	65
対人関係の欠如	80, 83, 126
「対人関係の欠如」の治療目標	127
対人関係の実験室	37
対人関係の重要性にメリハリをつける	167
対人関係フォーミュレーション	54, 63
対人関係療法総合ガイド	7, 38
代弁者	112, 161, 171
多元モデル	20
脱愛着	81
脱落	23, 47, 65, 71, 132
短期治療	18, 21
探索的技法	77, 98, 122

ち

遅刻	162
中期	73
中期のセッションの全体的な進め方	75
長期的な有効性	41
直接的援助	161
直面化	23
治療ガイドライン	18, 31
治療関係	47, 71, 74, 128, 132, 134, 156, 164
治療関係の利用	47, 131, 160
治療契約	54, 63
治療者のちょっとした失敗はちゃんと説明する	169
治療者の役割	43
治療焦点	70
治療の焦点づけ	75
治療頻度	19
治療妨害	71
沈黙	90, 108

つ

通学	35

て

DSM-IV-TR	25, 55
適応障害	29
転移	47
電気けいれん療法	57

と

投薬	54, 57
トレーニング	18, 173

に

II軸障害	4, 25
II軸診断	55
日常生活の精神療法	3
妊娠	35, 57
認知	23, 65, 141
認知行動療法	18, 23, 36, 39, 40, 45, 46, 79, 145
認知障害	33

は

パーソナリティ	4
パーソナリティ障害	4, 25, 128
パイロット研究	31
曝露	36, 119
発症のきっかけ	20
発達障害	117
話し合われている話題の拡張	48, 150
ハミルトン	55
ハミルトン抑うつ評価尺度	167
反復性うつ病	39, 146

ひ

悲哀	28, 59, 105, 142, 151
異常な悲哀	81
異常な悲哀を見つけるためのチェックリスト	82
遅延した悲哀	81
歪んだ悲哀	81
「悲哀」の治療目標	83
悲哀のプロセス	116
悲哀反応	81
非言語的コミュニケーション	76, 108, 177
非指示的探索	150
「非指示的探索」を用いる上での注意	151
悲嘆	81
PTSD	36, 119
否認	81
評価尺度	144
病者の役割	26, 54, 55, 76, 119
病歴	54, 55
寛解	39

ふ

フィードバック	63, 65, 131
夫婦同席IPT	33
夫婦療法	35
二重うつ病	127
部分反応例	140, 145
不和の段階	93, 99

へ

米国精神医学会	18, 55
ベック	55
ベック抑うつ評価尺度	167

ほ

防衛	25
保険診療	19, 184
母子家庭	124
補助的技法（契約設定、管理上の詳細）	163
ボディ・イメージ	24

ま

マニュアル	7, 18, 38

む

無作為化比較対照試験　→RCT	
むちゃ食い障害	41
無力感	3

め

明確化	48, 156
「明確化」を用いる上での注意	158
面接時間が十分にとれない	184

も

喪の仕事	81
問題領域	26, 28, 34, 40, 54, 61, 74, 80

や

薬物療法	39, 46, 57, 145
役割期待	94, 121
役割期待のずれ	25, 59, 80, 97, 111
役割の変化	35, 61, 64, 81, 83, 105, 113, 144, 161
子どもから大人への役割の変化	115

よ

抑うつ評価尺度	55
予防	35, 143

ら

ライフ・イベント	54, 60

り

離婚	113, 124
リストラ	113
離別	94, 105
臨床家のための対人関係療法クイックガイド	7, 38
臨床研究	18

ろ

ロールプレイ	41, 77, 99, 122, 160, 169
録音	183
録画	183
ロジャーズ	44

わ

ワイスマン（Weissman, M.M.）	18

あとがき

　本書は、日本における専門家養成を目的とした対人関係療法勉強会のワークショップで研修を行ってきた経験から作り出したものである。私が共訳『うつ病の対人関係療法』を出版して日本語できちんと対人関係療法（IPT）を紹介したのは1997年のことだが、「IPTを学びたい」という声は2005年頃から目に見えて増えてきた。おそらく、2004年に出版した一般向け書籍『自分でできる対人関係療法』の影響と、国際的にもIPTが重要な治療法として位置づけられてきたことが関係していると思う。「IPTを学びたい」という日本における声を受け、創始者であるワイスマン教授にも相談し、2006年には対人関係療法勉強会を立ち上げた。2007年初めからは、「講義と症例呈示」「グループスーパービジョン」という二本立てのワークショップを定期的に行ってきている。参加者のフィードバックからは、日本でIPTを普及させていく上でのヒントをたくさんいただいている。

　IPTのフルマニュアルである『対人関係療法総合ガイド』も、その簡易版である『臨床家のための対人関係療法クイックガイド』も、それぞれに大変価値があり必読書であることは間違いないが、それらのマニュアルを読むことはIPTを行う上で必要十分ではない。もちろんIPTのトレーニングではスーパービジョンが最も重要な位置づけとなっているし、本を読んだだけで適切に行える治療法などないはずだが、精神療法の研修体制が米国などに比べて未整備である日本の現状を考慮すると、書物でカバーできる領域は広げるに越したことはないと思う。そこで、実際のワークショップで「さらに」説明する点や、よく質問を受ける点をまとめたものが本書である。結果としては「日本ならでは」の工夫点も盛り込まれたように感じている。

　本書を読まれた方で、まだ『対人関係療法総合ガイド』や『臨床家のための対人関係療法クイックガイド』を読まれていない方は、ぜひ読み進めていただきたい。また、ワークショップへの出席を繰り返し熟練度を高めてこられた臨

床家の方からは、「とにかく実践が第一。実践する中で、本に書かれていることやワークショップで説明されていることの意味づけがより深まる」という強い声をいただいている。これはIPTの治療プロセスにも通じるが、ある程度勉強したら、まずは実践してみて、それをよく振り返り、微調整していく、という姿勢は、IPTを治療者として身につけていく上でも重要なことだと思う。そして、振り返り、微調整する際に、本書の内容がお役に立つことを願っている。

　最後になりますが、当初からIPTのご指導をくださり、日本での普及にも全面的なご支援をくださっている創始者ワイスマン教授に心から感謝申し上げます。また、恩師である慶應義塾大学の大野裕教授は、IPTとの出会いという貴重な機会を与えてくださったのみならず、精神療法の基本となる治療者の姿勢について多くを教えてくださいました。大野裕先生の他、九州大学医学部教授の神庭重信先生、産業医科大学医学部教授の中村純先生にも、対人関係療法勉強会の顧問としてご指導をいただいており、大変恵まれていると感謝しております。さらに、本書の内容を深めるためのフィードバックをくださった対人関係療法勉強会の皆さん、常に国境を超えて友情と情報を惜しみなく与えてくれる国際IPT学会（ISIPT）の仲間たちにも感謝申し上げます。そして、日本においてもIPTが有効であるという確信を与え続けてくださっている患者さんたちに心から感謝しております。最後に、IPTの魅力を十分に理解してくださり、普及啓発のために常にご尽力くださっている創元社の渡辺明美さんには、本書においても企画の段階から大変お世話になりました。改めて深謝申し上げます。なお、本書に述べた症例は、プライバシー保護のため、複数の症例を組み合わせ個人が特定できない形になっていることをお断りしておきます。

　本書の出版を機に、IPTを自分でも実践してみようと思う臨床家の方が一人でも増えることを、そして創始者たちに始まり、その後IPTをより発展させてきた先輩たちの精神が、日本におけるIPTにもきちんと引き継がれ、一人でも多くの患者さんの利益につながることを、心から期待しております。

参考サイト
国際対人関係療法学会（International Society for Interpersonal Psychotherapy）
http://www.interpersonalpsychotherapy.org/（英語）

対人関係療法勉強会
http://www.hirokom.org/ipt/benkyo.htm（日本語）

著者紹介
....
水島広子（みずしま ひろこ）
慶應義塾大学医学部卒業。同大学院修了（医学博士）。慶應義塾大学医学部精神神経科勤務を経て、2000年6月～2005年8月、衆議院議員を2期務め硬直的な拉致被害者家族支援問題などに取り組む。1997年に米国にてう
つ病の対人関係療法（水島広子こころの健康クリニック院長、慶應義塾大学医学部非常勤講師（精神神経科）。
著書に、『対人関係療法でなおすうつ病』『対人関係療法でなおす気分変調性障害』『対人関係療法でなおす トラウマ・PTSD』（いずれも創元社）、『「怒り」を上手にとるということ』（御茶社）、『「怖れ」を手放す──マインドフルネス・トレーニング』（創母舎新書）、『完全版 社会不安障害のすべてがわかる本』（講談社健康ライブラリーイラスト版）、最近は『対人関係療法マスターブック』（金剛出版）などがある。

ホームページ http://www.hirokom.org/

臨床家のための
対人関係療法入門ガイド

2009年 8月20日 第1版第1刷発行
2024年 2月10日 第1版第14刷発行

著者
水島広子

発行者
矢部敬一

発行所
株式会社　創元社
https://www.sogensha.co.jp/
本社 〒541-0047 大阪市中央区淡路町4-3-6
　　 Tel.06-6231-9010 Fax.06-6233-3111
東京支店 〒101-0051 東京都千代田区神田神保町1-2田辺ビル
　　　　 Tel.03-6811-0662

印刷所
株式会社　太洋社

©2009 Hiroko Mizushima, Printed in Japan
ISBN978-4-422-11424-8 C3011

〈検印廃止〉
落丁・乱丁のものはお取り替えいたします。

JCOPY 〈出版者著作権管理機構　委託出版物〉

本書の無断複製は著作権法上での例外を除き禁じられています。
複製される場合は、そのつど事前に、出版者著作権管理機構
（電話03-5244-5088、FAX 03-5244-5089、e-mail:info@jcopy.or.jp）
の許諾を得てください。

臨床家のための対人関係療法クイックガイド

マーナ・M・ワイスマン／ジョン・C・マーコウィッツ／ジェラルド・L・クラーマン
[著]

水島広子
[訳]

本書には、うつ病の治療法として開発された IPT（対人関係療法）のエッセンスがまとめられており、忙しくて講習会やスーパーヴィジョンを受ける時間のない臨床家や、実務のための簡便な書を求めている人にとって、まさに待望の一冊である。最初にひとつの治療法の視点が身につけば、他のアプローチもそこから取り入れることが可能になる。患者もひとつの治療法を受けるより幅広い実り多い治療を受けることができる。本書は、臨床心理士、精神科医、CP、PSW、看護師、SC などに、是非とも熱心に読んでいただきたい。

A5判・並製・240頁・3500円＋税
ISBN978-4-422-11404-0 C3011

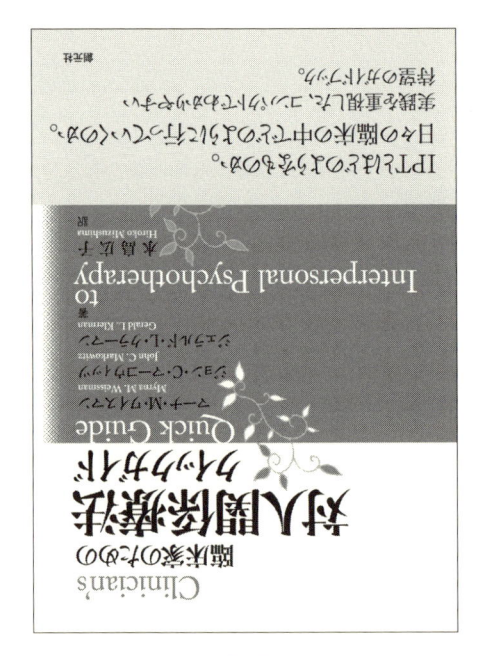

本書のご感想をお寄せください
投稿フォームはこちらから▶▶▶▶